DE LA

BOSSE SÉRO-SANGUINE

PAR

Daniel MARTELLIÈRE,

Docteur en médecine de la Faculté de Paris,
Ancien externe des hopitaux de Paris,
Médaille de Bronze de l'Assistance publique).

PARIS

OCTAVE DOIN, LIBRAIRE-EDITEUR

PLACE DE L'ODÉON, 8

—

1879

DE LA

BOSSE SÉRO-SANGUINE

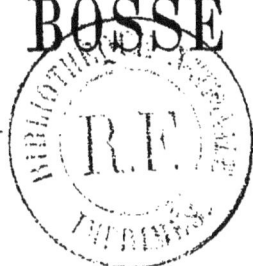

PAR

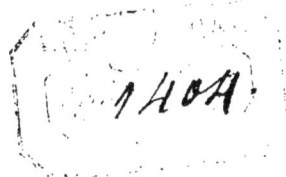

Daniel MARTELLIÈRE,

Docteur en médecine de la Faculté de Paris,
Ancien externe des hopitaux de Paris,
(Médaille de Bronze de l'Assistance publique).

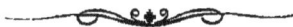

PARIS

OCTAVE DOIN, LIBRAIRE-EDITEUR

PLACE DE L'ODÉON, 8

—

1879

A MON PÈRE

A MA MÈRE

A MON ONCLE

LE Dr EMILE MARTELLIÈRE

A MA FAMILLE

A MES AMIS

DE LA

BOSSE SÉRO-SANGUINE

I. — Caractères et anatomie pathologique.

1. — La bosse séro-sanguine (1) est, suivant Littré et Robin (2), « cette tumeur circonscrite qui d'ordinaire se forme progressivement sur la partie de l'enfant qui se présente à l'orifice de l'utérus, lorsque les membranes sont rompues. »

Cette définition, la plus complète et la plus exacte que nous ayons pu trouver, ne nous satisfait cependant pas entièrement. Elle laisse, en effet, supposer que la bosse séro-sanguine se forme toujours au niveau de l'orifice utérin; ce qui est inexact, comme nous le démontrerons plus loin dans ce travail.

Aussi, croyons-nous devoir y apporter une légère modification et dire :

La bosse séro-sanguine est une tumeur circonscrite qui

(1) *Synonymie* : Tumeur œdémateuse séro-sanguine; œdème séro-sanguin; tuméfaction séro-sanguine; infiltration séro-sanguine; tuméfaction œdémateuse; bosse sanguine; bosse séreuse: bosse ecchymotique, etc.

(2) Dictionnaire de médecine, 1873, art. SÉRO-SANGUIN.

d'ordinaire se forme progressivement, pendant l'accouche-
ment, sur la partie de l'enfant qui se présente, lorsque les
membranes sont rompues.

Si nous préférons aux nombreux synonymes employés
par les auteurs le nom de « bosse », donné vulgairement
aux tumeurs survenues à la suite des contusions, c'est
qu'il exprime très-bien les nombreuses ressemblances qui
existent entre celles-ci et la tumeur observée chez les nouveau-nés, tant au point de vue de la forme qu'à celui de
l'anatomie pathologique. Ce terme est, d'ailleurs, le plus
généralement employé aujourd'hui par les accoucheurs.

La bosse séro-sanguine est très-fréquente, car, comme
l'a dit Maygrier (1) : « Dans cette espèce de lutte entre la
résistance que présentent la filière osseuse ou les parties
externes de la génération de la mère, pour s'opposer au
passage de la tête, et l'énergie avec laquelle cependant la
matrice cherche, de son côté, à s'en débarrasser, il est impossible, si l'enfant reste longtemps au passage, comme
on le dit vulgairement, qu'il n'éprouve pas des désordres
plus ou moins graves, soit dans l'intérieur, soit à l'exté-
rieur de son économie. »

Nous n'avons pu trouver les éléments nécessaires pour
établir une statistique de la fréquence de la bosse séro-
sanguine ; mais il est certain qu'on peut la constater, à un
degré plus ou moins prononcé, dans l'immense majorité
des accouchements, qu'ils soient naturels ou laborieux.
« Le professeur Chaussier, dit Mme Lachapelle (2), n'hési-
tait pas à la regarder comme constante. Lui présentait-on

(1) Maygrier. Nouveaux éléments de la science et de l'art des
accouchements, et traité des maladies des femmes et des enfants,
2 vol. 2º édit., 1817 ; t. II, p. 340.

(2) Mme Lachapelle. Pratique des accouchements, 4 vol. ; t. I,
1821, p. 31.

un fœtus mort peu avant ou peu après sa naissance, il faisait chercher avec le scalpel une ecchymose dans le tissu
lamineux sous–cutané. »

Quelle que soit la région sur laquelle elle s'est développée, la bosse séro–sanguine présente des caractères qui
sont partout les mêmes. C'est cependant à la tête, parce
qu'elle repose presque immédiatement sur une surface osseuse qui ne lui permet pas de s'enfoncer dans les parties
sous–jacentes, que le relief formé par cette tumeur est le
plus marqué.

Si l'on examine l'enfant nouveau-né immédiatement
après la naissance ou à un intervalle peu éloigné, on re-
marque sur un point quelconque de la surface tégumentaire une saillie plus ou moins accentuée, de forme irrégulière, mais le plus souvent convexe, dont la largeur varie
depuis celle d'une pièce de 2 fr. jusqu'à celle de la paume
de la main. D'ordinaire un peu plus grosse qu'un œuf,
elle atteint quelquefois à la tête de telles proportions
« qu'il semble que ce soit une tête postiche, ou une seconde
tête (1) » (caput succedaneum des Allemands).

Elle présente une coloration d'un rouge lie de vin plus
ou moins foncée, souvent même violacée ou noirâtre ; ces
différences dépendent de la vascularité de la région et surtout de l'épaisseur et de la transparence de la peau. C'est
au scrotum et à la face que ces teintes noirâtres sont ob-
servées, « en sorte qu'au moment de la naissance l'enfant
ressemble plus à un nègre qu'à un Européen (2). » Cette
couleur des téguments n'apparaît nettement qu'après qu'on
a nettoyé l'enfant, car il arrive souvent qu'elle soit mas-

(1) De la Motte. Traité complet des accouchements, etc.; édit.
1765, 2 vol., t. I, p. 485 et t. II, p. 769.
(2) Moreau. Traité pratique des accouchements, 2 vol. 1841,
t. II, p. 92.

quée par l'enduit cérumineux qui la recouvre et qui est d'un gris bleuâtre.

La peau est tendue, lisse, sauf dans les cas extrêmement rares signalés par Hyernaux (1), où elle est couverte « d'ampoules avec soulèvement et détachement de l'épiderme », et dans ceux, malheureusement plus fréquents, où un toucher trop brutal a produit quelque excoriation.

Ses bords, mal limités, le plus souvent irréguliers, se perdent insensiblement dans les tissus environnants.

Sa consistance varie avec le degré d'infiltration ; elle est ferme, un peu pâteuse parfois, mais toujours rénitente ; elle se laisse déprimer, et conserve quelque temps l'empreinte du doigt, comme on l'observe dans toutes les parties œdématiées. On n'y peut constater aucune trace de fluctuation ; on n'y sent pas de pulsations.

Enfin, elle est sans chaleur et très-probablement indolente.

2. — On a longtemps discuté sur le siége anatomique et la nature de la bosse séro-sanguine. Confondue jusqu'au commencement de ce siècle avec le céphalématome, on la plaçait tantôt entre la peau et le périoste, tantôt entre celui-ci et l'os ; les uns voulaient n'y voir qu'un œdème, les autres qu'une ecchymose, d'autres enfin affirmaient qu'il y avait toujours épanchement sanguin. Mais, depuis qu'on en a définitivement séparé les épanchements sanguins sous-périostiques et limités par les sutures crâniennes, la plupart des auteurs sont tombés d'accord pour admettre que la tuméfaction constatée chez les nouveau-nés n'était qu'une infiltration siégeant surtout dans le tissu cellulaire sous-cutané.

(1) Hyernaux. Traité pratique de l'art des accouchements, Bruxelles, 1866, p. 279.

Quelle est la nature de cette infiltration ? Ici encore, une distinction fut établie entre l'infiltration séreuse et l'infiltration sanguine, entre l'œdème et l'ecchymose. Mais bientôt, comme le dit M. le professeur Pajot (1), on « rapprocha toutes ces lésions, qui sont liées intimement les unes aux autres, à ce point qu'elles ne sont pour ainsi dire que des degrés différents d'un même état pathologique. »

Cette tumeur est, comme toutes les infiltrations, constituée par un liquide répandu entre les éléments anatomiques des divers tissus, quels qu'ils soient. C'est principalement dans le tissu conjonctif sous-cutané que se fait cette infiltration, à cause du peu de résistance qu'elle rencontre ; elle peut se produire également dans les muscles et même dans les couches profondes du derme. Le liquide infiltré est en grande partie composé de sérosité sortie des vaisseaux par exosmose, mais il est rare qu'il ne contienne pas une certaine proportion de sang provenant de la rupture de quelques vaisseaux capillaires sanguins. C'est le mélange de ces deux liquides, en proportions variables, qui donne à la bosse son aspect ecchymotique et lui a fait attribuer le qualificatif « séro-sanguine ». C'est ce qu'avait fort bien exprimé A. Petit en disant qu'elle est « moitié remplie de sang, moitié d'eau, tenant par conséquent de l'ecchymose et de l'œdème (2). »

L'anatomie pathologique des infiltrations, en général, est assez connue pour que nous n'ayons pas besoin d'insister davantage sur la nature de la bosse séro-sanguine. De la proportion des deux éléments contenus dans le liquide dépend la couleur de la tuméfaction, de même que

(1) Pajot. Des lésions traumatiques que le fœtus peut éprouver pendant l'accouchement. Thèse d'agrégation, 1853, p. 11.

(2) Ant. Petit. Traité des maladies des femmes enceintes, etc. Paris, an VII, p. 283.

son volume dépend de la quantité de liquide qui est sortie des vaisseaux. « A l'état le plus simple de l'ecchymose, le sang et la sérosité sont infiltrés dans les tissus et ne se découvrent parfois que lorsque les enfants succombent pendant le travail à d'autres affections et qu'on en pratique l'autopsie, l'épaisseur des téguments pouvant dissimuler l'infiltration légère (1). »

La bosse séro-sanguine peut se former sur la partie de l'enfant qui se présente, quelle que soit cette partie. Son siége est déterminé par la position qu'occupe le fœtus au moment de sa formation, et il varie à l'infini.

On la constate plus fréquemment à la tête que sur les autres parties du fœtus, mais il faut songer au nombre énorme des accouchements par le sommet comparé à la rareté des autres. Elle a été souvent observée à la face, au siége, à l'épaule, parce que ces parties sont, après le sommet, celles qui se présentent d'ordinaire. On pourra la rencontrer enfin sur le tronc, sur les membres, lorsqu'une partie quelconque de ceux-ci se trouvera exactement appliquée sur le segment de l'utérus qui est soustrait à toute compression. Il est généralement admis qu'elle peut aussi se former sur les organes génitaux externes, mais plusieurs accoucheurs ont prétendu que l'enfant mâle était seul exposé à cet accident; nous ne pouvons admettre cette exclusion que rien ne justifie.

Lorsque toutes les conditions qui favorisent la formation de la bosse séro-sanguine sont réunies, son développement est en rapport avec la constitution anatomique des parties qu'elle occupe ; il est seulement limité par la résistance que lui opposent les téguments et les parties sous-jacentes. Dans les régions où la peau est souple, mobile, extensible, où le tissu cellulaire est abondant, peu serré, il se laisse

(1) Pajot. Loc. cit , p. 13.

facilement infiltrer et la tumeur peut acquérir un volume considérable, comme on l'a noté pour le scrotum. Dans les points où la peau, fortement tendue, n'est séparée des sur- faces osseuses que par un tissu conjonctif très-dense qui la relie solidement au périoste, son développement sera évidemment bien moindre.

L'aspect que présentent les bosses séro-sanguines dans les différentes régions est donc très-variable, et peut être indépendant des conditions mécaniques qui ont présidé à leur formation. Lorsque la laxité du tissu conjonctif n'est pas la même sur tous les points de la surface occupée par la bosse séro-sanguine, une région acquerra un volume énorme, tandis que la partie voisine sera à peine tuméfiée, bien que soumise aux mêmes influences. C'est ainsi qu'à la face, les joues prendront des proportions consi- dérables et viendront recouvrir le nez à peine gonflé et ecchymosé.

Si les organes génitaux externes de l'enfant du sexe féminin sont moins souvent tuméfiés que ceux de l'en- fant du sexe mâle, il en faut chercher la cause uniquement dans la situation profonde qu'ils occupent d'ordinaire entre les deux fesses fortement rapprochées, car il n'est personne qui n'ait remarqué avec quelle facilité les grandes lèvres se laissent infiltrer sous l'influence de la moindre cause. Le scrotum, au contraire, peut faire saillie entre les deux cuisses, et il se trouve, comme les parties voisines, soumis aux mêmes influences, il se tuméfie comme elles, sans qu'il soit nécessaire d'invoquer les froissements auxquels il est exposé contre la paroi pelvienne.

II. — MÉCANISME.

Le mécanisme par lequel la bosse séro-sanguine se produit dans les tissus du fœtus qui s'avancent les premiers dans le canal pelvi-génital a été fort diversement interprété par les auteurs.

Pour A. Paré « on trouve aux enfans nouvellement nez, entre le cuir et le crâne, une assez grande tumeur mollasse, parce que la sage-femme aura tiré la teste par violence, ou par quelque contusion (1). » Cette explication si simple est reproduite par Guillemeau (2) et Portal (3).

Mais après les découvertes de Harvey sur la circulation et les recherches de Pascal sur la pression atmosphérique, nous voyons successivement se faire jour deux théories qui toutes deux sont encore reproduites par les auteurs modernes.

Pour les uns, la bosse séro-sanguine est le résultat d'un obstacle à la circulation veineuse, analogue à celui que produit une ligature sur un membre. Mauriceau a, le premier, émis cette opinion et l'a longuement développée dans son chapitre XXVII : Des contusions et meurtrissures de la tête, et des autres parties du corps de l'enfant nouveau-né. Après avoir dit que « la seule compression que fait l'orifice interne, en forme de ceinture ou couronne à la tête de l'enfant, est la cause de ces sortes de tumeurs contuses », il ajoute : « Cette partie se tuméfie pour lors de la même manière que nous le voyons arriver en toutes autres qui sont trop fortement comprimées, liées ou serrées ; car, par ce moyen, le sang qui ne peut avoir

(1) Œuvres d'Ambroise Paré, 8ᵉ édit. 1628, p. 934.
(2) Guillemeau. De la grossesse et accouchement des femmes, du gouvernement d'icelles et moyen de survenir aux accidents qui leur arrivent, 1621, p. 834.
(3) Portal. La pratique des accouchements, 1685, p. 28.

son mouvement circulaire, étant arrêté en trop grande abondance en une partie, la fait enfler et tuméfier, et par la réplétion qu'il en fait, la rend livide comme si elle était contuse (1). »

Pour que la bosse séro-sanguine se forme, il ne suffit pas que la tension intra-veineuse soit accrue, il faut que cette tension soit assez forte pour dépasser la pression qui s'exerce sur les parois externes de ces veines ; à cette condition seule le sérum du sang pourra sortir de ces vaisseaux.

Or, n'existe-t-il pas dans toutes les régions du corps, et principalement à la tête, des anastomoses nombreuses entre les veines superficielles et les veines profondes, anastomoses qui, en facilitant le cours du sang, s'opposent à cette exsudation ? Peut-on, d'ailleurs, admettre que la compression exercée par les parties maternelles soit assez forte pour faire l'office d'une ligature ? S'il est vrai que quelquefois la tête se trouve très-fortement serrée entre les os du bassin, et que cette compression puisse même être la cause d'eschares, comme Mauriceau en cite un cas dans sa 609ᵉ observation (2), elle ne s'exerce généralement que sur les points qui correspondent aux saillies d'un bassin vicié et non pas sur toute la circonférence. En dehors de ces cas de rétrécissements pelviens, nous ne croyons pas que le col et les parties molles du bassin puissent comprimer le fœtus au point de suspendre toute circulation en retour : il pourra y avoir congestion, il n'y aura pas œdème et encore moins infiltration séro-sanguine. Ce mécanisme

(1) Mauriceau. Traité des maladies des femmes grosses et de celles qui sont accouchées, 7ᵉ édit., 1740, p. 484 et 485.

(2) Mauriceau. Observations sur la grossesse et l'accouchement des femmes et sur leurs maladies et celles des enfants nouveau-nés, édit. 1740, p. 427.

ne serait admissible que lorsqu'un membre entier est engagé dans les parties génitales et comprimé sa base par les contractions du col ; et encore faut-il remarquer que pendant le travail, excepté dans quelques cas heureusement rares, le col ne tend pas à se resserrer, mais au contraire à se dilater. Nous pouvons enfin invoquer contre cette opinion un argument péremptoire : la bosse séro-sanguine peut se former sur des fœtus morts, comme nous le démontrerons plus loin ; dans ces cas, quel rôle peut-on faire jouer à la circulation fœtale ?

Si cette théorie a trouvé un assez grand nombre de partisans et en trouve encore de nos jours (1), elle ne fut cependant pas généralement acceptée.

Pour d'autres, la bosse séro-sanguine est produite par la différence de pression qui existe sur les deux faces de la région tégumentaire qui se présente. Des accoucheurs firent remarquer que le fœtus n'était pas comprimé seulement au pourtour de la région qui repose sur l'orifice utérin, mais avec une égale intensité sur toute la partie contenue dans la cavité utérine, et ils admirent que la bosse séro-sanguine résultait du refoulement du sang vers le point qui, en rapport avec le *vide du bassin*, se trouvait exempt de toute compression. « J'explique sa présence, dit Joulin (2), par la différence qui existe entre la pression intra-utérine et la pression atmosphérique : après l'écoulement des eaux, le fœtus subit directement les contractions de la matrice ; sur l'orifice utérin, plus ou moins dilaté, il n'existe au dehors d'autre pression que celle de l'atmosphère qui est

(1) Voyez : Levret, Burton, Smellie, Deleurye, Ant. Petit, Baudelocque, Maygrier, Capuron, Mme Boivin, Burns, Dugès, Hubert, Schwartz, Litzmann.

(2) Joulin. Traité complet d'accouchements, 1866 et 1867, 1879.

nàturellement bien moindre. Les liquides que contient le fœtus se portent nécessairement du côté où la pression est moindre ; de même que, dans l'application d'une ventouse, on voit naître une tumeur sanguine dans le vase où on a fait en partie le vide, c'est-à-dire une soustraction de la pression atmosphérique, de même que la poche des eaux se forme aussitôt que la dilatation du col permet au liquide amniotique d'échapper à la pression utérine. C'est une loi d'hydrostatique que je m'étonne d'avoir vu méconnaître jusqu'ici. »

Joulin n'est cependant pas le premier qui ait émis cette théorie ; mais il est juste de reconnaître qu'elle n'avait jamais été exposée d'une façon aussi précise.

Quoi qu'il en soit, cette hypothèse explique parfaitement le mode de formation de la bosse séro-sanguine. Par suite du refoulement du sang vers le point qui est à l'abri de la pression utérine, sa tension en ce point est considérablement augmentée. Il se fait d'abord une exsudation de sérosité qui, cherchant une issue, distend peu à peu les aréoles du tissu conjonctif. Bientôt, sous l'influence de l'augmentation de pression, quelques vaisseaux se rompent, et tous les éléments du sang peuvent se répandre dans la sérosité déjà infiltrée pour constituer l'infiltration séro-sanguine.

Les effets produits sont, on le voit, absolument les mêmes que ceux qui résultent de l'application d'une ventouse, et justifient entièrement la comparaison que Joulin a empruntée à Mme Lachapelle.

Si les effets sont les mêmes, les causes le sont aussi. Pour que l'œdème et les ruptures vasculaires puissent s'effectuer, il faut une tension intra-vasculaire considérable, que la pression utérine est seule capable de produire pendant l'accouchement.

Cette seconde théorie est acceptée par le plus grand nombre des auteurs modernes (1). C'est celle à laquelle nous nous rallions.

Nous ne pouvons admettre, comme le veulent certains auteurs, qu'elle puisse être « constituée par la déchirure des vaisseaux, directement amenée sur un point par une compression ou une contusion, comme dans les cas, vus par tous les praticiens, où ces altèrations succèdent à une applition du forceps (2). » Ce n'est pas une bosse séro-sanguine qui se forme dans ces cas : c'est une ecchymose. Et si une élévation des téguments apparaît par suite de la déchirure des vaisseaux et de l'infiltration du sang dans le tissu cellulaire, elle ne peut se produire que lorsque la compression a disparu : elle est consécutive à l'accouchement, elle est entièrement sanguine, et sa forme, sa situation, les circonstances dans lesquelles elle s'est produite ne permettront pas de la confondre avec la véritable bosse séro-sanguine.

III. — Conditions favorables a son développement

Après avoir étudié le mode de production de la bosse séro-sanguine, il nous faut maintenant rechercher l'influence des circonstances qui président à sa formation, c'est-à-dire quels sont les actes physiologiques qui doivent se présenter chez la mère pendant l'accouchement, pour que le mécanisme que nous venons d'indiquer puisse se trouver réalisé.

« Une condition nécessaire pour la formation de la véritable bosse séro-sanguine est l'évacuation du liquide am-

(1) Voyez : Désormeaux, Velpeau, Dubois, Jacquemier, Pajot, Maunoury et Salmon, Stoltz, Hyernaux, Chailly-Honoré, Saboïa.
(2) Pajot. Loc. cit., p. 12.
Voyez aussi : Velpeau. Traité complet de l'art des accouchements, 2 vol., 1835, t. II, p. 589.

niotique (1).» On comprend, en effet, que si l'œuf est encore
entier, le fœtus entouré de toutes parts par le liquide amniotique sera, sur tous les points de sa surface, soumis à une
pression égale : c'est un principe d'hydrostatique sur lequel
nous croyons inutile d'insister. Est-il nécessaire que tout le
liquide amniotique se soit écoulé ou qu'il en reste « une
quantité si minime qu'il n'ait aucune influence hydrody-
namique (2) ? » Évidemment non, et il suffit qu'une partie
fœtale vienne remplacer sur l'orifice cervical la portion
de l'œuf qui s'est déchirée pour qu'elle supporte à son tour
tout le poids de la pression utérine. Il peut rester entre le
fœtus et la matrice la presque totalité du liquide, et sa
présence, loin de soustraire le fœtus à l'action des forces
expulsives, a cet avantage reconnu de permettre à l'utérus
de se contracter d'une façon beaucoup plus régulière. Si
l'évacuation du liquide est nécessaire à la formation de la
bosse séro-sanguine, c'est parce qu'elle indique que les
membranes sont rompues et qu'une région du fœtus est
exposée au vide du bassin : encore faut-il que cette rupture ait eu lieu au niveau de l'orifice cervical et non au-
dessus, comme on l'observe quelquefois.

Mais, pour qu'une partie fœtale soit soustraite à la pression de l'utérus, il ne suffit pas que l'œuf soit rompu, il
faut que la paroi utérine ait cessé d'être continue, c'est-à-
dire que l'orifice cervical ait subi un commencement de
dilatation. Dans les cas de rupture prématurée des membranes, la dilatation peut ne se produire qu'après un temps
fort long ; l'ouverture est assez large pour laisser échapper
les eaux, insuffisante cependant pour que la partie fœtale qui vient s'y appliquer puisse s'infiltrer. A quel degré

(1) Matthews Duncan. Sur le mécanisme de l'accouchement, etc., traduction française, par H. Budin, 1876, p. 186.
(2) Idem.

Martellière.

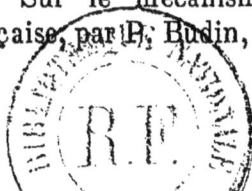

2

de dilatation commencera la bosse séro-sanguine? Nægele (1) la croit possible dès que la dilatation atteint de 1 et demi à 3 centimètres. Mais il est évident que l'ouverture a besoin d'être d'autant moins large que la pression intra-utérine est plus forte.

Rupture des membranes, commencement de dilatation du col, telles sont les conditions indispensables pour que la bosse séro-sanguine puisse commencer à se former. Quelles sont, à ce moment, les circonstances qui favoriseront son développement?

Nous avons vu que la bosse séro-sanguine était la résultante de la différence des pressions qui s'exercent des deux côtés de la région tégumentaire qui se présente : d'un côté la pression utérine, de l'autre la pression atmosphérique. Celle-ci s'exerçant médiatement sur l'utérus aussi bien que directement sur la partie fœtale, il en résulte que la contraction utérine n'a d'autre obstacle à vaincre que la résistance qu'opposent les parois des vaisseaux à leur déchirure ou simplement à l'exsudation. Que toutes les forces dont dispose l'organisme maternel pour déterminer l'accouchement entrent en jeu, que l'utérus surtout se contracte énergiquement et la bosse séro-sanguine pourra atteindre un développement considérable, et d'autant plus grand que les contractions utérines seront plus fréquentes et plus prolongées.

Mais la pression utérine rencontre d'autres obstacles. Le canal pelvi-génital ne présente pas, au début du travail, les dimensions qu'il atteindra plus tard ; outre les os qui en forment la charpente, ses parois sont constituées par des parties molles qui se laissent dilater plus ou moins facilement et que le fœtus doit distendre progressive-

(1) Nægele et Grenser. Traité pratique de l'art des accouchements, traduit de la 6ᵉ édit. allemande par Aubenas, 1869, p. 152.

ment pour parvenir au dehors. Par ce fait, « l'enfant est soumis ainsi à une forte contre-pression due à la résistance des parties maternelles. Chaque partie du fœtus supporte l'action de ces forces, excepté la région qui est en rapport avec le canal incomplétement dilaté dans lequel l'enfant doit être engagé. En quelques points il n'y a pas de contre-pression, en d'autres cette contre-pression peut être moins intense ; c'est sur ces parties que se forme la bosse séro-sanguine (1). »

De ces nouvelles conditions que créent les résistances des parties maternelles, dépendent deux éléments importants de la bosse séro-sanguine : la largeur et la forme. La largeur sera égale au diamètre de la partie du canal où la somme des forces qui constituent la contre-pression : pression atmosphérique et résistance des parois, sera inférieure à la somme des forces expulsives ; dans tous les points de la surface cutanée du fœtus où ces deux forces seront égales il ne peut se faire d'infiltration. Quant à la forme, elle est subordonnée aux contre-pressions différentes que supportent les divers points de la région qui se présente : elle sera irrégulière si tous les points où la tumeur se développe n'ont pas rencontré les mêmes résistances. En chaque point, l'épaisseur sera en raison inverse de la contre-pression qui s'y exerce : elle atteindra son maximum sur la portion qui répond à l'axe du vagin où cette contre-pression peut être considérée comme nulle, et elle diminuera à mesure qu'elle rencontrera des parois plus résistantes.

Il est reconnu, en pathologie, que les conséquences qui résultent d'un obstacle à la circulation veineuse sont d'autant plus accentuées que cet obstacle a persisté plus long-

(1) Matthews Duncan. Loc. cit. p. 246.

temps. Il en de même pour le cas qui nous occupe. L'infiltration séro-sanguine est d'autant plus abondante que les forces qui poussaient les liquides hors des vaisseaux ont exercé leur action pendant un plus long espace de temps et permis à ces liquides de vaincre les résistances qu'opposaient les tissus à leur pénétration. Aussi, tous les auteurs signalent-ils l'influence qu'a sur le développement de la bosse séro-sanguine le temps pendant lequel l'enfant parcourt les organes génitaux externes de la mère. On comprend, en effet, si la pression n'a pas été suffisamment prolongée pour déterminer l'extravasation de sérosité que la bosse séro-sanguine puisse disparaître, comme l'ont signalé, entre autres, Nægele (1) et Jacquemier (2). Lorsqu'on retire une ventouse peu de temps après qu'on l'a appliquée, on ne constate qu'une congestion qui disparaît rapidement : il faut que l'action du vide s'exerce pendant longtemps pour qu'il se produise dans le tissu cellulaire sous-cutané une infiltration séro-sanguine.

« Sans aucun doute, dit M. Duncan, elle atteindra son développement complet lorsque l'accouchement sera long et difficile, et, malgré l'opinion que professent certains auteurs (Litzmann, par exemple), son développement sera en proportion de la longueur et de la difficulté de l'accouchement. Cependant, bien que cette longueur et cette difficulté de l'accouchement soient, dans certains cas, presque semblables, on peut constater que la tumeur produite n'est pas alors exactement la même (3). »

Un exposé rapide des causes des accouchements labo-

---

(1) Nægele. Loc. cit. p. 152.

(2) Jacquemier. Manuel des accouchements, 2 vol. 1846, t. I. p. 561.

(3) M. Duncan. Loc. cit. p. 248.

rieux nous permettra d'expliquer la raison de ces différences.

On peut réduire à deux principales les causes qui pro-
longent la durée du travail. Les retards sont dus : ou bien
aux résistances que le fœtus rencontre dans le trajet qu'il
doit parcourir, ou bien au ralentissement des contractions
utérines.

« Le canal pelvien, dit M. Hubert (1), est si juste, ses
proportions sont si économiquement ménagées que la
nature doit recourir à un mécanisme ingénieux pour
mettre l'enfant au jour. Qu'il y ait la moindre dispropor-
tion entre la filière et le corps qui doit la traverser, et les
difficultés, les retards et les accidents surgissent sur le
champ. » Ce défaut de proportion peut être dû aussi bien
au peu de largeur des détroits du bassin et de l'orifice utérin
ou à la résistance des parties molles, qu'au volume anor-
mal de la partie fœtale qui se présente. Les effets seront
les mêmes lorsque le fœtus, quoique de grosseur normale,
aura de la peine, par suite de sa présentation, à franchir
un canal pelvien ayant lui-même des dimensions nor-
males. C'est ainsi que l'accouchement sera plus long dans
les cas où la face se présentera, où une épaule se sera engagée, dans les cas où la rotation, dans les présentations
du sommet en position occipito-postérieure, tardera à s'effectuer. Nous pourrions multiplier ces exemples, mais on
comprend aisément que la longueur du travail sera en
raison de la difficulté que le fœtus éprouvera à vaincre les
résistances que lui opposent les parties maternelles, en
supposant que la somme des forces expulsives soit la
même.

D'autres fois, la lenteur du travail est due au défaut de
contractions de l'utérus : les douleurs qui étaient fortes,

(1) Hubert. Cours d'accouchements, 1869, t. II, p. 678.

longues et fréquentes, et avaient amené la dilatation partielle ou complète du col, deviennent de plus en plus faibles, courtes et éloignées. Dès lors, le fœtus rencontrant dans le canal pelvien une résistance égale, sinon supérieure à la puissance qui s'exerce sur lui, ne peut plus progresser, et tous les accoucheurs savent combien cette situation peut se prolonger.

D'après ce que nous avons dit précédemment du rôle important de la contraction utérine, nous pouvons donc conclure que le développement de la bosse séro-sanguine est favorisé par la durée du travail ; mais seulement lorsque celle-ci reconnaît pour cause la difficulté qu'éprouve le fœtus à parcourir le canal pelvi-génital, que cette difficulté provienne de lui-même ou qu'elle soit due aux parties maternelles, les forces expulsives se déployant, d'ailleurs, dans toute leur puissance. En outre, l'épaisseur qu'aura acquise la bosse séro-sanguine sera proportionnelle au temps pendant lequel la lutte entre ces deux forces contraires se sera prolongée.

Nous devons faire remarquer ici que nous avons, à dessein, écarté des causes de la durée du travail la rupture tardive des membranes, puisque ce n'est qu'à partir du moment où elles se sont rompues que, dans les cas ordinaires, la formation de la bosse séro-sanguine est favorisée par les conditions que nous venons d'énumérer.

En résumé, lorsque les membranes seront rompues et l'orifice utérin partiellement dilaté : si, d'une part, le fœtus trouve un obstacle à son expulsion rapide soit dans le col lui-même, soit dans l'étroitesse relative ou absolue du bassin, soit encore dans la résistance des parties molles, et si, d'autre part, l'utérus se contracte énergiquement, on peut être assuré que la bosse séro-sanguine se formera. Ceci nous explique pourquoi on la rencontre presque constamment sur les fœtus provenant de primipares ou de femmes atteintes de rétrécissement du bassin. Nous croyons même pouvoir affirmer qu'elle est observée plus fréquemment chez les garçons, puisque comme l'a établi Simpson, ceux-ci sont plus gros en général que les filles, et que « l'on voit plus de garçons que de filles être atteints de lésions résultant de la parturition (1). »

Lorsque au contraire la bosse séro-sanguine manquera, malgré la dilatation et la rupture de la poche des eaux, l'étude attentive des divers phénomènes de l'accouchement démontrera qu'un des autres éléments nécessaires à sa formation a fait défaut.

« Si la résistance des orifices ou ouvertures que la tête doit traverser est faible ou nulle, comme cela arrive chez beaucoup de femmes qui ont accouché plusieurs fois, il n'existe pas de tuméfaction après l'expulsion ; on découvre tout au plus une tache rouge sur la région qui s'était trouvée à l'orifice utérin (2). »

Que le bassin ait une ampleur inusitée, que le fœtus ait un petit volume, que les douleurs soient très-fortes et le travail très-rapide, et on peut encore ne trouver aucune trace d'œdème sur la partie qui s'est présentée.

On constatera, enfin, une bosse séro-sanguine peu volumineuse lorsque l'utérus sera frappé d'inertie. Cette inertie ne survient généralement qu'un certain temps après le début du travail ; il peut arriver que la tumeur ait commencé à se former, mais qu'elle cesse d'augmenter dès

---

(1) Simpson. Clinique obstétricale et gynécologique, traduit par Chantreuil, Paris, 1874, p. 292.

(2) Stoltz. Nouveau dictionnaire de médecine et de chirurgie pratiques, t. I, 1864, art. ACCOUCHEMENT, p. 248.

que les douleurs se ralentissent, dès qu'il y a cessation ou diminution des contractions utérines.

La connaissance des conditions qui président à la formation de la bosse séro-sanguine peut, au point de vue médico-légal, fournir quelques renseignements sur la durée du travail. « Si la tête du fœtus est volumineuse, si la bosse sanguine y est très-développée et que le fœtus ait une teinte cyanique, on peut supposer que l'accouchement a été long, on est en droit de supposer qu'il a été laborieux (1). »

IV. — Formation de la bosse séro-sanguine avant la rupture de la poche des eaux. — Extensibilité des membranes de l'œuf.

Nous venons de voir que la déchirure des membranes était une des conditions nécessaires à la formation de la bosse séro-sanguine. Cependant, on a pu, dans quelques cas, constater la présence de celle-ci d'une façon indiscutable avant la rupture de la poche des eaux. C'est ce que démontrent les observations suivantes. Mais ces cas sont si rares que nous n'avons pas cru devoir, pour quelques exceptions, modifier les termes de notre définition de la bosse séro-sanguine.

Obs. I. — A la fin du mois d'août 1875 je trouvai un matin, couchée au n° 4 de la salle Sainte-Claire, une femme qui était entrée la veille à l'infirmerie de la Maternité, pour des varices des membres inférieurs. Elle était en travail depuis le milieu de la nuit et n'avait remarqué l'écoulement d'aucun liquide. Je ne connaissais pas encore tous les renseignements précieux que

(1) Lorain. Nouveau dictionnaire de médecine et de chirurgie pratiques, t. I, 1864, art. ACCOUCHEMENT, p. 313.

le palper peut fournir à l'accoucheur, cependant je pus constater que la tête s'engageait à travers le détroit supérieur et que le dos était dirigé en avant et à gauche. A l'auscultation, j'entendis les battements du cœur fœtal à gauche, au même niveau que l'ombilic et un peu au-dessous. En pratiquant le toucher, je trouvai l'orifice utérin dilaté et ayant un diamètre de 5 centimètres environ. La partie fœtale qui se présentait était régulière, ronde, mais mollasse et dépressible sous le doigt; elle donnait absolument la sensation d'une fesse. Un peu surpris, je cherchai à arriver sur la pointe du coccyx ou sur la crête sacrée, mais je ne parvins à sentir à gauche et assez haut qu'un bord osseux, dentelé, échancré. Je prolongeai mon examen et j'attendis une contraction utérine, je sentis alors la tumeur devenir plus turgide; en passant doucement le doigt, je trouvai sa surface lisse, glissante et satinée. Elle était recouverte par les membranes.

Je n'osai formuler un diagnostic, et quand arriva le chirurgien des hôpitaux qui remplaçait pendant les vacances mon excellent maître, M. le Dr Tarnier, je lui fis part de mon embarras et lui demandai de vouloir bien examiner cette femme. Il palpa avec attention, ausculta, toucha et puis me dit : « N'en doutez pas, mon cher ami, c'est un siége. »

A 10 heures et demie la dilatation était complète : les douleurs devenant très-fortes j'envoyai la patiente à la salle d'accouchement. Je l'y suivis, résolu à observer très-attentivement ce qui allait se passer et me gardant bien de formuler devant les élèves sages-femmes un diagnostic dont je n'étais pas sûr. Vingt minutes plus tard la partie fœtale apparaissait à la vulve : c'était le sommet recouvert par les membranes. L'aide sage-femme les déchira avec l'ongle, et l'expulsion totale d'un enfant vivant fut rapide et normale. La tête, examinée ensuite, offrait une bosse séro-sanguine très-large et très-épaisse qui, formant un cercle plus incliné du côté droit, s'étendait depuis la partie moyenne de l'écaille de l'occipital jusque vers le milieu de la suture sagittale. C'était l'existence de cette bosse qui m'avait empêché de trouver la fontanelle postérieure et les sutures. Le bord osseux offrant des échancrures sur lequel j'étais arrivé n'était autre chose que le bord inférieur et postérieur d'un des pariétaux. (1).

(1) Budin. Progrès médical, 1878, n° 4, p. 58.

Obs. II (1). — Deux mois plus tard, le 21 octobre 1875, en arrivant à 7 heures 45 du matin à la Maternité, je trouvai à la salle d'accouchement la nommée Kern..., âgée de 38 ans, parvenue au terme de sa seconde grossesse et en travail depuis l'avant-veille à 7 heures du soir. Il était difficile de pratiquer chez elle le palper parce que l'utérus était presque constamment en état de contraction. An toucher, on trouvait la dilatation de l'orifice utérin presque complète et on arrivait sur une région fœtale arrondie, mollasse, qui se laissait déprimer sous le doigt. Cette partie occupait le détroit supérieur à travers lequel elle commençait à s'engager. En faisant glisser l'index sur elle, on la trouvait recouverte par les membranes qui étaient lisses ; dn reste, elle devenait plus saillante, plus bombée sous l'influence de la contraction utérine, et cependant on ne sentait pas nettement le liquide amniotique venir s'interposer entre les membranes et la région fœtale. Etait-ce le sommet? Etait-ce le siége? En touchant profondément, j'arrivai à trouver en haut et à gauche les os du crâne et une suture. On ne constatait du reste aucun des caractères qui appartiennent au siége.

Bien que les membranes fussent intactes, il semblait que la tête offrait une bosse séro-sanguine assez épaisse. A 8 heures 15, les membranes se rompirent, et une très-petite quantité de liquide s'écoula. Immédiatement la tête s'engagea, et, en quelques instants, elle arriva au détroit inférieur. Je m'assurai alors, par le toucher, qu'il existait véritablement une bosse séro-sanguine très-étendue. Du reste, l'accouchement se fit très-rapidement ; à 8 heures 45, tout était terminé, et on voyait, sur le sommet de la tête, une bosse séro-sanguine considérable, qui faisait surtout saillie au niveau de la pointe de l'occipital et sur le pariétal droit. La forme de la tête était très-allongée, et les bords internes des pariétaux étaient incomplétement ossifiés. Un sillon circulaire, qui limitait en avant la bosse séro-sanguine, suivait la suture fronto-pariétale et longeait le bord supérieur des oreilles. Ce sillon semblait partager la tête en deux parties, une postérieure, beaucoup plu-volumineuse, et une antérieure, moins considérable.

(1) Budin. Loc. cit. p. 59.

Obs. III. (Recueillie dans le service de M. le professeur Depaul.) (Personnelle.) — P... (Louise), âgée de 23 ans, couturière, entrée à l'hôpital des Cliniques, le 7 novembre 1878.

Primipare. Réglée pour la dernière fois à la fin de février, elle arrive au terme de sa grossesse sans accidents.

Le 20 novembre, à la fin de la nuit, après avoir fait quelques pas hors de son lit, elle perd une quantité de liquide clair qu'elle évalue à un demi-verre; à dater de ce moment elle se plaint d'éprouver des envies plus fréquentes d'uriner. Pendant les jours qui suivent, c'est à peine si elle tache un peu son linge.

Le 25 novembre, à 7 heures du soir, elle ressent les premières douleurs, et à 3 heures du matin, le 26, on la transporte à la salle d'accouchement. Au palper et à l'auscultation, présentation du sommet en position O I D P.

Le 26, à 8 heures du matin, nous la touchons : elle n'est pas mouillée, le col est effacé et l'ouverture est large comme une pièce de 1 franc. On arrive sur la tête, mais c'est avec peine qu'on suit la suture sagittale; car le cuir chevelu est épaissi, œdémateux, comme s'il y avait un commencement de bosse séro-sanguine.

A 9 heures, la dilatation est grande comme une pièce de 2 francs. Pendant les douleurs, les parties qui sont au niveau de l'orifice utérin deviennent plus gonflées, plus turgides, plus résistantes. Dans l'intervalle des contractions, les tissus toujours épaissis, œdémateux, masquent les sutures. On croit que les membranes sont rompues et qu'il se forme au niveau de l'orifice utérin une bosse séro-sanguine.

A 10 heures, l'ouverture du col est large comme une pièce de 5 francs : M. le Dr Budin, chef de clinique, constate l'existence de la bosse séro-sanguine; en outre, il affirme que les membranes recouvrent la région céphalique qui repose sur l'orifice utérin. En effet, si dans l'intervalle des contractions utérines on pratique doucement le toucher avec la pulpe de l'index, on ne sent à la surface rien qui ressemble à des cheveux. De plus, quand l'utérus se contracte, les tissus font dans l'orifice une saillie plus marquée, et en passant le doigt on a la sensation d'une surface lisse, glissante, comme satinée. Donc, dit M. Budin, les membranes au niveau de l'orifice sont intactes, elles sont exactement appliquées sur la tête, et derrière elles se forme une véritable bosse séro-sanguine. Il n'y a sur les draps du lit que deux ou trois petites taches ayant les dimensions d'une pièce de 5 francs. Les douleurs sont très-faibles et ne reviennent qu'à assez longs intervalles.

On fait lever la femme qui se promène jusqu'à 11 heures : elle se recouche alors, et à 11 heures et demie on constate sur les draps des taches de liquide qui sont deux fois larges comme la paume de la main. Au toucher, on trouve la dilatation complète : la tête est descendue profondément. Les parties qui se présentent à l'orifice ne donnent plus la même sensation ; le doigt arrive directement sur le cuir chevelu qui, épais en certains points, se plisse en d'autres. La bosse séro-sanguine a une largeur de 5 à 6 centimètres ; en la déprimant, on sent en arrière, dirigée suivant le diamètre oblique gauche, la suture sagittale, et en la contournant on trouve en arrière et à droite la fontanelle postérieure.

La rotation s'effectue spontanément et, à 11 heures 45, la bosse séro-sanguine, bleuâtre, commence à paraître à la vulve. La progression est très-lente, à cause de la faiblesse des contractions utérines et non par suite de la résistance de la vulve qui prête très-facilement.

A midi et demie, la tête fait saillie à la vulve ; des tissus œdématiés et plissés apparaissent près du pubis, et, vers la fourchette, on voit des plis plus volumineux du cuir chevelu dus au chevauchement des pariétaux.

A 1 heure, la tête franchit la vulve, et la femme accouche d'un garçon pesant 3,600 grammes dont l'expulsion est suivie d'un flot de liquide amniotique.

L'enfant porte sur le sommet de la tête une bosse séro-sanguine, circulaire, large de 6 centimètres, d'une épaisseur de 1 centimètre et demi environ, qui recouvre l'angle postéro-supérieur du pariétal gauche, débordant un peu la suture bi-pariétale et s'arrêtant à la fontanelle postérieure.

Un quart d'heure après la femme est délivrée. Les membranes présentent une large déchirure par laquelle a passé la tête : à quelques centimètres au-dessus de cette déchirure et à une certaine distance du placenta, on voit une petite ouverture ovale de 4 centimètres sur 3. Le cordon mesure 54 centimètres de longueur.

Nous n'avons pu en trouver d'autres exemples dans les auteurs, mais la possibilité de ces faits est admise par Mme Lachapelle (1), Jacquemier (2), Nægele (3), Hubert (4), Litzmann (5), Olshausen (6) et Mathews Duncan (7).

(1) C'est surtout quand le détroit supérieur est un peu resserré que la tête s'y tuméfie : cela peut même arriver *avant la rupture des membranes* ; nous en avons eu tout récemment une preuve évidente (Pratique des accouchements, 1821, t. I, note p. 112.

(2) Lorsque les eaux se sont écoulées prématurément, ou *qu'il n'existe pas de liquide entre la tête et les membranes*, on voit souvent, si l'accouchement marche avec lenteur, surtout chez les primipares, que la partie du crâne qui regarde l'orifice utérin médiocrement dilaté devient le siége d'une tuméfaction qui masque plus ou moins la suture sagittale (Manuel des accouchements, 1846, t. I, p. 561).

(3) La tuméfaction sanguine a lieu, surtout chez des primipares, quand les eaux se sont écoulées lentement, ou *quand il y a peu d'eau entre la tête et les membranes*, alors que la dilatation de l'orifice est peu avancée. (Traité pratique de l'art des accouchements, traduit de la 6e édit. allem. par Aubenas, 1869, p. 152).

(4) L'œdème séro-sanguin peut se manifester *avant l'écoulement des eaux*. (Cours d'accouchements, 1869, t. II, p. 679).

(5) Par exception, la tête, lorsque les membranes sont encore intactes, peut se trouver tellement serrée contre le bassin, que le retour du sang par les veines subit un arrêt. Dans de semblables conditions, j'ai quelquefois constaté, *avant la rupture des membranes* ou immédiatement après cette rupture, un gonflement diffus du cuir chevelu. (Volkmann's Sammlung. n° 23, p. 187 et 188, trad. par Budin, loc. cit.

(6) Qu'une petite bosse séro-sanguine puisse, contrairement à ce qui est généralement accepté, exister dans quelques cas rares *où la poche des eaux est encore intacte*, c'est un fait dont je me suis convaincu deux ou trois fois de la façon la plus nette, lorsque la poche des eaux est peu considérable et lorsque la pression due aux contractions utérines est forte.(Volkmann's Sammlung, n° 8, p. 61, trad. par Budin, loc. cit.)

(7) Mécanisme de l'accouchement, 1877, trad. par Budin, p. 248. — Voyez aussi : Schwartz (Dic vorzeitigen Athembewe-

Parmi ces auteurs, quelques-uns seulement ont cherché à expliquer comment la bosse séro-sanguine pouvait se former dans ces conditions. Nous avons déjà refuté l'opinion de Litzmann qui l'attribue à la compression des veines. Nous ne relèverons pas non plus l'étrange proposition émise par Matthews Duncan qui dit que « la production de cet œdème sur le cuir chevelu peut être favorisée par la position de la tête » ; il est vrai qu'il ajoute que « cet œdème pourra être distingué par son étendue et par ses caractères, de la véritable bosse séro-sanguine ». (1)

Mais cette explication ne le satisfait pas lui-même, car il dit plus loin : « On comprend facilement qu'une véritable bosse séro-sanguine peut se produire dans les cas où il y a absence presque complète de liquide amniotique ou quand il n'existe aucun liquide qui soit intermédiaire entre la tête et la cavité utérine; il peut en être de même dans les cas où la circonférence occipito-frontale ou bien la circonférence occipito-bregmatique sont en rapport si intime avec les tissus voisins qu'elles empêchent toute descente au-dessous de la partie qui se présente, du liquide contenu dans la cavité utérine (2) ».

Ces conditions sont nécessaires : sont-elles suffisantes ? nous ne le pensons pas. Une région du fœtus se trouve bien soustraite à l'action des forces expulsives, mais elle repose sur une surface qui, si les membranes sont rigides et inextensibles, sera très-résistante. Elle rencontre une contre-pression égale à la pression, et il est impossible, tant que ces membranes ne seront pas rompues, qu'il

gungen, p. 289). — Schrœder (Lehrbuch der Geburtshülfe, 5ᵉ édit. 1877, p. 154 et 166). — Spiegelberg (Lehrbuch der Geburtshülfe, 1877, p. 142 et 613 cités par le Dʳ Budin.

(1) M. Duncan. Loc. cit. p. 247.
(2) Idem.

puisse s'y faire un afflux sanguin, quelle que soit l'énergie des contractions utérines.

Qu'on suppose, au contraire, que les membranes sont extensibles; si la résistance que leurs éléments opposent à l'extensibilité est moindre que la pression qu'ils ont à supporter, le mécanisme sera le même que dans les cas ordinaires, à cette différence près que la contre-pression subie par la partie fœtale sera augmentée de ce nouvel élément. La bosse séro-sanguine pourra se former, mais son développement sera en rapport avec le plus ou moins de facilité avec laquelle les membranes se laisseront distendre.

C'est M. le Dr Budin qui, le premier, a émis cette hypothèse que la bosse séro-sanguine pouvait se former, bien que les membranes fussent intactes, grâce à leur extensibilité (1).

2. Les membranes de l'œuf sont-elles donc extensibles?

Cette question, qui se pose à tout accoucheur désireux d'expliquer le mode de formation de la poche des eaux, avait été résolue affirmativement par les anciens. En effet, comme le dit fort justement V. Saboïa, « la première idée qui se présente à l'esprit est que les membranes de l'œuf, dès qu'elles trouvent l'orifice du col quelque peu dilaté sous l'influence des contractions, sont distendues par le liquide qu'elles contiennent (2). »

Mais depuis qu'Ant. Petit leur a refusé absolument cette propriété, tous les accoucheurs ont abandonné cette idée si naturelle de l'extensibilité, et ont créé des hypothèses

(1) Budin. Loc. cit. p. 58.
(2) Saboïa. Traité théorique et pratique de la science et de l'art des accouchements, 1873, p. 252.

plus ou moins ingénieuses pour expliquer le refoulement que subissent les membranes sous la pression du liquide amniotique.

Cependant, tandis que la plupart ne mentionnent l'extensibilité que pour la rejeter, quelques autres lui accordent encore une certaine part dans la formation de la poche des eaux.

C'est ainsi que Désormeaux (1), tout en accordant aux membranes « peu d'élasticité, peu d'extensibilité, » trouve que « Ant. Petit va certainement trop loin quand il leur refuse absolument cette propriété. »

Velpeau dit (2) qu' « on aurait tort de nier absolument l'extensibilité des tuniques du fœtus. Tout prouve, au contraire, qu'elles peuvent s'étendre quelquefois à un assez haut degré, et que c'est par suite de cet allongement que la poche affecte, dans certains cas, la forme d'un cône ou d'une poire. Il veut seulement dire qu'en général cette propriété est peu marquée. »

Pour Jacquemier (3), « quoique les membranes soient à peine extensibles sous une pression de courte durée, il est cependant vraisemblable qu'elles subissent une distension sensible sous les pressions prolongées et réitérées, exercées par l'utérus. »

Joulin (4) pense que « le degré d'élasticité des membranes prend une bonne part dans l'étendue du développement de la poche des eaux. »

Saboïa (5) ne veut pas « nier absolument que cette propriété existe jusqu'à un certain point dans les mem-

(1) Désormeaux. Dictionnaire de médecine, 1832, t. I, p. 346.
(2) Velpeau. Loc. cit. t. I. p. 466.
(3) Jacquemier. Loc. cit. t. I, p. 530.
(4) Joulin. Loc. cit. p. 494.
(5) Saboïa. Loc. cit p. 253.

branes, » car, dit-il, « si les membranes n'avaient pas quelque extensibilité, et ne pouvaient ainsi soutenir la colonne de liquide qui est poussée contre elles à la suite des contractions, et si la poche des eaux était formée seulement par la dénudation d'une certaine portion des membranes, son volume serait toujours petit et ne dépasserait guère le contour inférieur du col. »

Seuls, Capuron (1) et Hyernaux (2) n'invoquent que l'extensibilité pour expliquer la formation de la poche des eaux qui se rompt « au moment où, à force de se distendre, elle parvient à la dernière limite de son extensibilité naturelle. »

On pourrait encore trouver des arguments en faveur de l'extensibilité dans les recherches qu'ont faites simultanément Poppel, de Munich, et Matthews Duncan, d'Edimbourg, sur le degré de résistance des membranes amniotiques, pour mesurer les forces qui déterminent l'accouchement (3).

Mais elle est démontrée d'une façon indiscutable par des expériences qui n'ont malheureusement pas encore été publiées, mais qui sont signalées par M. le Dr Budin dans le Mémoire qu'il a publié dans le Progrès médical sur ce sujet et dont nous détachons le passage suivant :

« Des expériences inédites jusqu'ici, faites en 1873 par MM. Tarnier et Pinard, et qui avaient principalement pour but de démontrer les phénomènes d'osmose à travers les membranes, viennent également donner la preuve de cette extensibilité. Des membranes fraîches ayant été tendues sur l'orifice inférieur d'un tube de verre cylin-

---

(1) Capuron. Cours théorique et pratique d'accouchements, 4e édit. 1828, p. 188,

(2) Hyernaux, loc. cit. p. 105 et 106.

(3) M. Duncan. Loc. cit. p. 226.

Martellière.   3

drique, on les maintenait solidement fixées à l'aide d'un fil de caoutchouc très-serré, qu'un bourrelet existant sur le tube empêchait de glisser. Une certaine quantité d'eau était alors introduite dans le tube et, avec un piston, on exerçait sur le liquide une pression lente et continue. On voyait alors les membranes bomber et parfois s'allonger au point de former un véritable boudin (1). »

Ce serait sortir de notre sujet que de discuter ici les différentes théories imaginées pour expliquer le mode de formation de la poche des eaux. Mais nous ne pouvons nous empêcher de faire remarquer que l'hypothèse émise par Cazeaux (2) et développée par M. Hubert (3), d'un œuf incomplétement plein, et par conséquent plissé dans la cavité utérine, ne repose (excepté dans le cas où le fœtus est mort depuis quelque temps et où le liquide amniotique s'est résorbé) sur aucune donnée expérimentale ou physiologique, et satisfait moins l'esprit que la théorie de l'extensibilité, basée sur des expériences dont nous ne pouvons mettre en doute la valeur.

« On pourrait, dit M. le Dr Budin, objecter aux faits que je viens de rapporter que la saillie faite, en général, par la poche des eaux, résulte non pas de l'extensibilité des membranes, mais de leur décollement et de leur abaissement consécutif. Je ferai remarquer que, dans les cas où la poche des eaux arrive jusqu'à la vulve, le décollement des membranes est tel qu'il entraînerait presque fatalement une hémorrhagie (4). »

Nous pouvons donc admettre que la formation de la bosse séro-sanguine avant la rupture de la poche des

(1) Budin, loc. cit.; p. 58.

(2) Cazeaux, Traité théorique et pratique de l'art des accouchements. 1874, p. 282.

(3) Hubert, loc. cit., p. 356.

(4) Budin, loc. cit., p. 60.

eaux est favorisée par l'extensibilité des membranes.
Cette extensibilité est parfois considérable, ainsi que le prouve l'observation suivante.

Obs. IV (1). — Le 4 août 1875, à 8 heures du matin, je trouvai plusieurs femmes en travail à la salle d'accouchement de la Maternité. Chez l'une, je constatai par le palper que la partie qui se présentait au détroit supérieur n'offrait pas les caractères de la tête, mais était molle et dépressible comme le siége. Je trouvai du reste l'extrémité céphalique facilement reconnaissable à sa rondeur et à sa dureté dans l'hypochondre droit. Le dos était dirigé en avant et à gauche : il y avait donc une présentation du siége en sacro-iliaque gauche antérieure. Au toucher, l'orifice utérin dilaté avait un diamètre de 3 centimètres 1|2 environ. Les membranes étaient intactes et présentaient des replis, on arrivait sur une surface lisse, molle, qui ressemblait à une fesse : un peu plus haut et à gauche, on sentait la crête sacrée et on pouvait au-dessous trouver une petite dépression qui correspondait sans doute à l'orifice anal. Le diagnostic n'avait pas été fait par les élèves sages-femmes.

Je quittai la salle d'accouchement pour aller faire la visite des malades. Vers 10 heures, je rencontrai une des deux aides sages-femmes qui sont chargées, à la Maternité, de diriger et de guider les élèves. Elle était de service à la salle de travail et elle m'affirma que, chez les trois femmes qui s'y trouvaient et qu'elle avait examinées, il n'existait que des présentations du sommet. Je mis en doute l'exactitude de ces renseignements. Intriguée, elle voulut savoir ce que j'avais trouvé. Je refusai de répondre, assurant que j'avais pu me tromper et que j'avais besoin de faire un nouvel examen. Elle partit ; et quand cinq minutes plus tard je montai à la salle d'accouchement, elle descendait l'escalier précipitamment pour m'annoncer que, en effet, c'était le siége qui se présentait. Elle était allée chercher sa compagne, qui était beaucoup plus instruite et plus expérimentée qu'elle, pour faire le diagnostic et quand j'entrai dans la salle je trouvai cette dernière qui pratiquait le toucher.

« Monsieur, me dit-elle, c'est un siége.

— Et pourquoi?

(1) Budin, loc. cit., p. 59.

— J'en suis sûre, j'ai le doigt dans l'anus.

— Oh ! Mademoiselle, retirez votre doigt. »

Elle sortit sa main, son doigt était immaculé.

« Comment se fait-il donc, lui dis-je, qu'ayant introduit votre doigt dans l'anus de l'enfant il ne soit pas recouvert de méconium ? Ne seriez-vous pas entrée dans la bouche, par hasard ?

— Non, Monsieur, j'étais dans l'anus, j'en suis certaine. Si vous voulez, je vais y rentrer.

— Gardez-vous en bien. Vous avez raison, mais si vous n'avez point sali votre doigt, c'est que vous aviez mis un gant. La malade a une douleur, pratiquez le toucher doucement et vous sentirez les membranes bomber dans le vagin. »

Elle toucha et constata l'existence d'une poche des eaux volumineuse. Elle avait bien en réalité, quelques minutes auparavant, pénétré dans l'anus de l'enfant, mais le doigt, dans l'intervalle de deux contractions, y était entré recouvert par des membranes complaisantes. Une heure plus tard, la femme accouchait spontanément d'un enfant vivant dont le siége sortait le premier.

V. — DES DIVERSES RÉGIONS OU ELLE SE FORME.

De ce que le développement de la bosse séro-sanguine est favorisé par la durée du travail, il résulte qu'elle pourra se former dans les divers points du canal génital où le fœtus rencontrera un obstacle s'opposant pendant quelque temps à son expulsion.

Dans la première période du travail, avant la dilatation complète du col, le fœtus n'est retenu dans la cavité utérine que par l'insuffisance de l'ouverture qu'il doit traverser. Si cette dilatation est longue à se produire, soit que le col reste rigide, comme on l'observe chez les primipares âgées ou trop jeunes, et dans les cas où des brides cicatricielles ou une tumeur cancéreuse existent sur son pourtour, soit qu'il existe un état de contracture spasmodique de cet orifice, la bosse séro-sanguine pourra se former si l'utérus se contracte. Mais le lieu qu'occupe

l'orifice utérin varie beaucoup. Chez les femmes affectées
de rétrécissements du bassin, si l'ouverture pelvienne est
rès-étroite, il est possible que l'utérus reste appliqué sur
elle sans pouvoir s'engager ; alors la tumeur se formera
très-haut, juste au niveau du détroit supérieur. Lorsque,
au contraire, dans les derniers jours de la grossesse,
le ventre est tombé, ce qui indique qu'une partie fœtale et avec elle l'utérus se sont engagés, le col se trouve
dans l'excavation, et quelquefois près du détroit inférieur,
au moment où il commence à se dilater. Ce sont là les
deux points extrêmes où le col pourra se trouver ; entre
eux il est de nombreuses hauteurs intermédiaires auxquelles on le rencontrera. « Quel que soit le lieu qu'occupe cet
orifice, c'est là qu'on trouve la bosse séro-sanguine (1). »

C'est dans la deuxième période du travail, lorsque la
dilatation est complète, que la bosse séro-sanguine rencontre le plus fréquemment les circonstances favorables à
sa formation. « La tumeur œdémateuse, dit M. le professeur Pajot (2), se développe généralement après un accouchement dont la deuxième période a demandé plus de
temps que ne le comportait la durée de la première. » En
effet, lorsque la période d'expulsion commence, le fœtus
rencontre de nombreux obstacles. Tous les accoucheurs
s'accordent à dire que la bosse séro-sanguine se forme
souvent au détroit supérieur par le défaut de rapport entr
cette ouverture et le corps qui doit la franchir ; dans les
observations des anciens auteurs on trouve souvent signalée la tuméfaction sanguine due à l'*enclavement*.
Elle peut se former encore au détroit inférieur lorsque
celui-ci est rétréci, ce qui est assez rare ; mais, le plus
souvent, le fœtus est arrêté à ce niveau par la résistance

(1) Duncan, loc. cit., p. 256.
(2) Pajot, loc. cit., p. 29.

du périnée. C'est enfin la vulve que l'enfant rencontrera une dernière cause de retard dans son expulsion, et l'on sait combien cet orifice peut tarder à se dilater, surtout chez les primipares.

En résumé, la bosse séro-sanguine pourra se former, lorsque le col utérin a subi un commencement de dilatation, en quatre régions principales : au détroit supérieur, dans l'excavation, au détroit inférieur et à la vulve.

Le lieu où se développe la bosse séro-sanguine a une certaine importance, car la forme qu'elle prend peut varier suivant la hauteur à laquelle elle s'est constituée. M. Duncan, qui a longuement développé ce point, admet que dans les divers points où elle se développe, la bosse séro-sanguine peut ne pas offrir la même épaisseur, à cause de l'inégalité de résistance des parties maternelles.

« Il est évident, dit-il, que la direction de la bosse séro-sanguine de la première période (au niveau du col utérin) indiquera la direction de la moindre résistance, c'est-à-dire la direction de l'axe du vagin non encore dilaté : en d'autres termes, la bosse séro-sanguine offrira sa plus grande épaisseur au niveau du point où la tête rencontrera le moins de résistance, et il se pourra que, dans d'autres parties comprises dans l'intérieur du cercle formé par le col utérin, elle soit si peu considérable qu'elle n'attire point l'attention (1). »

Appliquant le même raisonnement aux bosses séro-sanguines qui se forment dans d'autres régions des parties maternelles, il en tire cette conclusion : « Il y a trois causes fréquentes et principales qui retardent et mettent obstacle à l'accouchement; il en résulte trois espèces très-caractéristiques de bosses séro-sanguines : la *première*

_____

(1) Duncan, loc. cit., p. 188.

cause qui existe avant la dilatation complète du col donne
lieu à la bosse séro-sanguine du premier temps; la
deuxième est au détroit inférieur du bassin, elle donne
lieu à la bosse séro-sanguine qu'on appelle généralement
celle du deuxième temps; et la *troisième*, qui siége à
l'orifice vulvaire, est la bosse séro-sanguine de la fin du
deuxième temps (1). »

M. Duncan semble supposer que le vagin est un canal
dont les parois, très-résistantes et fortement rapprochées,
ne se laissent distendre qu'au moment où la partie fœtale
vient s'appuyer sur elles et les écarter comme un coin.
Nous croyons que cet auteur va trop loin, et que ses
déductions, rigoureusement exactes au point de vue
théorique, ne sont pas suffisamment justifiées par l'examen
des faits. A mesure que le col se dilate, les parois vaginales qui s'insèrent à son pourtour s'écartent, et en
admettant que la partie fœtale repose directement sur
elles, la résistance qu'elles opposent est si faible qu'on
pourrait presque la considérer comme nulle et que la
bosse séro-sanguine acquerra le plus souvent la même
épaisseur sur tous les points de la surface qu'elle occupe.
Ce n'est que dans les cas où l'orifice utérin est fortement incliné vers une des parois du bassin que les parties comprises dans l'intérieur du cercle utérin rencontre-
ront des résistances suffisamment inégales pour que la
bosse séro-sanguine ait une direction caractéristique.
Dans les autres régions du canal pelvi-génital, les résistances apportées par les parois vaginales sont peu mar-
quées; la bosse séro-sanguine a une épaisseur égale
presque sur tous ses points et diffère peu de celle qui se
forme à l'orifice vulvaire où il n'existe aucune contre-
pression.

(1) Duncan, loc. cit., p. 248.

Les seules différences sensibles qui existent entre les bosses séro-sanguines tiennent à la configuration que présente leur base suivant les régions des parties maternelles où elles se sont développées. Circulaire à l'orifice utérin, elliptique à la vulve, cette base prend une forme irrégulière dans les autres régions du canal pelvien, en raison de l'inégalité de résistance des parois profondes de ce canal. La configuration des deux premières est seule caractéristique, si toutefois la forme habituelle des orifices utérin et vulvaire n'est pas modifiée.

Il faut ajouter qu'on observe rarement la bosse séro-sanguine telle qu'elle s'est formée au niveau de l'orifice utérin.

Lorsque la contraction utérine a réussi à vaincre un premier obstacle où le fœtus avait été longtemps retenu, celui-ci n'est pas expulsé immédiatement. Il rencontre d'autres résistances qui peuvent prolonger la période d'expulsion assez longtemps pour que la tumeur déjà existante augmente de volume, ou qu'une nouvelle bosse séro-sanguine se développe sur un point voisin. Les effets de ces retards successifs se surajoutent, les deux bosses se confondent, et, après l'expulsion, on a une bosse mixte, pour ainsi dire, dont la forme participe à la fois de deux variétés distinctes.

Aussi peut-on affirmer que la bosse séro-sanguine présente rarement des caractères assez tranchés pour qu'on puisse, par son examen après la naissance, dire en quel lieu elle s'est développée principalement.

VI. — Siége sur le fœtus.

Nous avons vu que, la bosse séro-sanguine occupant toujours la région où le fœtus est exempt de compression, son siége doit varier à l'infini selon la position de la partie fœtale au moment de l'accouchement. Mais, dans chacune de ces positions, comme c'est presque toujours exactement la même partie qui se présente, elle occupe une place qui varie peu et qu'on a déterminée.

« Au crâne, dit M. Stoltz (1), la tuméfaction a ordinairement son siége sur l'un des pariétaux : dans les positions occipito-latérales gauches, sur le pariétal droit; dans les positions occipito-latérales droites, sur le pariéta gauche. Dans les positions occipito-antérieures, elle se rencontre sur l'angle postérieur et supérieur du pariétal, et s'étend de là sur la petite fontanelle et l'occiput; dans les positions occipito-postérieures, elle est plus rapprochée de la bosse pariétale et du sommet de la tête. » Il faut ajouter que, dans ces dernières, comme l'a fait remarquer Jacquemier (2), si la rotation se fait en arrière, la tuméfaction devient encore plus antérieure, et « recouvre la plus grande partie du frontal gauche, anticipant un peu sur la suture sagittale et la grande fontanelle. »

Lorsque la face se présente, une des joues se trouve le plus souvent en rapport avec le canal vaginal non dilaté; dans les positions mento-latérales gauches, c'est la joue gauche; dans les positions mento-latérales droites, c'est la joue droite. Mais la situation exacte de la bosse séro-sanguine dépend de la variété de la position : dans les positions mento-antérieures, elle occupera surtout la partie inférieure de la région malaire et le côté de la bouche; dans les positions mento-postérieures, elle siégera surtout vers la partie postérieure de la région malaire et sur l'œil.

Dans les présentations du siége, c'est sur la fesse gauche

(1) Stoltz, loc. cit., p. 249.
(2) Jacquemier, loc. cit., t. 1, p. 570.

que se formera la bosse séro-sanguine, dans les positions sacro-latérales gauches, et sur la fesse droite, dans les positions sacro-latérales droites. Dans les variétés antérieures, c'est au-dessus de la région trochantérienne qu'elle sera le plus marquée, et au-dessous de cette même région dans les variétés postérieures.

Enfin, dans les présentations de l'épaule, on la remarquera : dans les positions acromo-iliaques gauches, en avant ou en arrière du plan latéral du fœtus, suivant que ce seront l'épaule gauche ou l'épaule droite qui se présenteront ; dans les positions acromio-iliaques droites, en arrière ou en avant de ce même plan latéral, selon qu'on aura une présentation de l'épaule gauche ou de l'épaule droite.

La situation que nous venons d'assigner à la bosse séro-sanguine dans chaque position est la plus commune, mais elle n'est pas absolue. Si, presque toujours, elle occupe surtout un des côtés du plan médian antéro-postérieur dans les trois premières présentations, et un des côtés du plan médian latéral dans les présentations de l'épaule, c'est que, dans les positions latérales, un côté se trouve plus que l'autre en rapport avec l'arcade du pubis. Lorsque le fœtus se trouve dans l'excavation, et c'est surtout à ce moment que se forme la bosse séro-sanguine, les résistances que lui opposent les parties maternelles sont presque uniquement du côté de la paroi postérieure, et c'est toujours en avant, vers l'orifice vulvaire, là où la résistance est presque nulle, que la bosse séro-sanguine se développera. Elle est, d'ordinaire, plus marquée d'un côté que de l'autre, mais elle s'arrête rarement sur la ligne médiane ; le plus souvent, elle dépasse le plan médian du fœtus et empiète plus ou moins sur l'autre côté.

C'est sur cette situation latérale de la bosse séro-sanguine dans les positions obliques ou transversales, que Nægele (1) s'était basé pour admettre l'inclinaison de la tête au détroit supérieur. Son erreur provient de ce que la tuméfaction du cuir chevelu ne se produit au niveau du détroit supérieur que lorsque cet orifice est rétréci, et que dans ces cas de rétrécissement la tête ne se présente pas directement.

« Le plus souvent au crâne, a dit Mᵐᵉ Lachapelle, cette ecchymose est latérale. Qu'on n'aille pas inférer de là que la tête a présenté son côté, ou du moins la moitié latérale de son sommet au détroit supérieur. Il est une explication bien plus naturelle, bien plus conforme au mécanisme de l'accouchement. C'est dans le deuxième temps du travail, c'est quand la tête est dans l'excavation, avant d'avoir exécuté sa rotation horizontale, que l'ecchymose s'opère principalement : la tête est alors serrée de toutes parts, excepté du côté de l'arcade du pubis ; or, dans ces positions diagonales, comme dans les transversales, c'est son côté, c'est sa partie latérale qui correspond plus ou moins directement à cette arcade (2). »

VII. — Diagnostic.

1. Après la naissance, le diagnostic de la bosse séro-sanguine est en général facile. Cependant, lorsqu'elle siége à la tête, on l'a confondue quelquefois avec le céphalématome et l'encéphalocèle. Nous croyons donc devoir résumer les principaux signes propres à chacune de ces affections, en reproduisant le tableau suivant que nous empruntons à M. Hubert (3) :

(1) Nægele, loc. cit., p. 152.
(2) Mᵐᵉ Lachapelle, loc. cit., t. I, 1821, p. 31.
(3) Hubert, loc. cit., p. 685.

a) *Céphalæmatome sous-péricrânien.*	b) *Caput succedaneum.*	c) *Encéphalocèle.*
1º La tumeur n'apparaît qu'après l'accouchement et reste quelques jours stationnaire pour se dissiper après quelques semaines ;	1º Elle est surtout apparente au moment de l'accouchement et se dissipe en quelques heures (12 à 24 au plus);	1º Elle est évidente au moment de la naissance. Si son volume varie ensuite, c'est pour augmenter;
2º Elle siége toujours sur un os, le plus souvent sur un pariétal, sans jamais en dépasser ni même en atteindre les limites;	2º Elle s'étend le plus souvent d'un os à l'autre, en recouvrant la suture qui les sépare;	2º Elle correspond à une suture ou à une fontanelle;
3º Elle est nettement circonscrite par un rebord osseux et repose sur un fond dur;	3º Elle se perd insensiblement dans le cuir chevelu environnant;	3º Elle sort d'une véritable ouverture qui l'embrasse et la limite à sa sortie du crâne;
4º La peau qui la recouvre n'offre aucun changement de couleur ;	4º Le cuir chevelu est d'une teinte violacée;	4º La peau conserve sa couleur ;
5º La tumeur, plus ou moins bombée et fluctuante, se laisse aisément déprimer sous la pression et reprend sa forme immédiatement après.	5º La tumeur, convexe et plus ou moins saillante, se laisse aussi déprimer, mais conserve quelque temps l'empreinte du doigt.	5º La tumeur, marronnée et plus ou moins volumineuse, est le siége de soulèvements et d'abaissements alternatifs. La compression donne lieu à des phénomènes cérébraux.

Le diagnostic peut être plus difficile lorsque le céphalématome est recouvert par une bosse séro-sanguine, comme on l'a remarqué quelquefois ; mais la disparition rapide de la tuméfaction ne permettra pas de rester dans l'incertitude après vingt-quatre ou trente-six heures.

2º Nous avons vu quels étaient les caractères que présentait la bosse séro-sanguine après la naissance. Comment reconnaîtra-t-on sa présence par le toucher, alors que le fœtus est encore retenu dans les parties génitales?

C'est lorsqu'elle repose sur une large surface osseuse presque immédiatement sous-cutanée, comme à la tête, que ses caractères sont le plus frappants. Au début du travail on sent très-nettement la résistance caractéristique des surfaces osseuses, on distingue les sutures et les fontanelles. Bientôt le cuir chevelu, en s'œdématiant, s'épaissit et le doigt perçoit plus difficilement les signes propres à la région que recouvre la tuméfaction. Quand elle a atteint son plus grand développement, la bosse séro-sanguine forme dans le vagin non dilaté une saillie plus ou moins marquée qui fait relief sur la partie qui se présente, ce dont on peut s'assurer en dépassant avec le doigt les limites de cette tumeur, ce qui est assez facile entre les douleurs. Sa consistance varie suivant le moment où on l'examine. Dans l'intervalle des douleurs la tumeur est molle, pâteuse, se laisse déprimer et permet au doigt de sentir les surfaces osseuses. Mais au moment des contractions elle devient dure, tendue, résistante et surtout élastique, « d'une sorte d'élasticité, dit Baudelocque (1), qui n'échappe jamais au doigt de l'accoucheur. »

Dans les autres régions, la sensation que donne la bosse séro-sanguine au doigt introduit dans le vagin est la même, mais le moment où elle commence à se former est plus difficile à saisir.

3. Pendant l'accouchement, alors que le fœtus est encore situé profondément dans les organes génitaux de la mère, la bosse séro-sanguine est assez difficile à reconnaître et son exploration par le doigt a donné lieu à quelques erreurs contre lesquelles il importe de se mettre en garde.

Nous n'avons pas à faire le diagnostic avec le céphalématome, puisqu'il n'apparaît qu'après la naissance.

Les signes qui sont indiqués dans le tableau ci-dessus permettront aisément de distinguer l'encéphalocèle de la bosse séro-sanguine : le doute ne sera plus permis lorsqu'on aura nettement constaté avec le doigt les soulèvements rhythmiques propres à l'encéphalocèle.

Lorsqu'on constate la présence d'une tumeur dans le vagin, après l'écoulement des eaux, on est toujours porté à voir en elle une bosse séro-sanguine, à cause de sa grande fréquence. Il n'en faut pas moins pratiquer le toucher

(1) Baudelocque, loc. cit., t. II, p. 113.

avec beaucoup d'attention, car on pourrait méconnaître
la présence de la tête d'un fœtus hydrocéphale. C'est surtout dans l'intervalle des contractions utérines qu'on
pourra rechercher les caractères de l'hydrocéphalie : en explorant la surface de la tumeur, il est rare qu'on ne sente
pas sous le doigt, soit au centre, soit plutôt sur les côtés de
cette tumeur, une ou plusieurs plaques osseuses indépen-
dantes qui se laisseront facilement refouler en donnant la
sensation d'une crépitation parcheminée. Le diagnostic
ne sera plus douteux si on peut, à l'aide de plusieurs doigts
introduits dans le vagin percevoir la fluctuation.

La poche qui se forme souvent sur la tête des fœtus pu-
tréfiés, pendant leur expulsion, par suite du décollement
du périoste, a une consistance qui se rapproche beaucoup
de celle de la bosse séro-sanguine. On pourra cependant y
constater de la fluctuation, et on ramènera avec le doigt
des cheveux et des lambeaux d'épiderme qui ne pourront
laisser aucun doute sur la mort de l'enfant, si on ne l'a-
vait pas préalablement constatée.

L'erreur qui se commet le plus fréquemment consiste à
prendre au toucher la bosse séro-sanguine pour la poche
des eaux, si on ignore qu'elle a déjà été rompue. « Il n'est
pas toujours facile, dit fort justement M. le professeur Depaul (1), de décider si les membranes sont rompues et si
du liquide qui s'écoule par les parties génitales vient bien
de la cavité de l'œuf. Les femmes sont très-disposées à se
faire illusion à cet égard. Dès qu'elles se sentent un peu
mouillées par des mucosités vaginales ou par des glaires
venant du col, elles s'imaginent avoir perdu les eaux, et
font très-souvent partager cette erreur à leur accoucheur.
Il faudra rarement les croire sur parole ; il est bien plus

(1) Depaul. Dictionnaire encyclopédique des sciences médicales,
t. I, 1864, art. Accouchement, p. 368.

sûr d'examiner les linges et surtout de pratiquer le toucher pendant la contraction. » A ce moment, en effet, la
poche des eaux se bombe et on sent une tumeur à surface
tendue et lisse, qui, frottée légèrement avec la pulpe de
l'index, donne une sensation analogue à celle que produit
une étoffe de satin. Dans l'intervalle des contractions,
lorsqu'il y a du liquide entre la poche des eaux et la partie
qui se présente, le doigt peut toujours refouler doucement ce liquide et arriver sur une surface tégumentaire au-dessous de laquelle il sent les surfaces osseuses
propres à chaque région. « Mais quand il n'y a pas de poche et que les membranes sont accolées à la tête, l'embarras peut être véritablement très-grand ; cependant en les
grattant doucement avec l'ongle, on ne sentira rien et on
glissera sur une surface parfaitement lisse ; que si, au contraire, on touche la tête à nu, la même exploration permettra de soulever quelques cheveux, et il en résultera une
sensation qui trompe peu quand on s'est habitué à la bien
analyser (1). » C'est enfin lorsque les membranes sont
exactement appliquées sur une bosse séro-sanguine formée malgré leur intégrité que le diagnostic sera le plus
difficile : le seul moyen de s'assurer de leur présence con
siste à rechercher avec la pulpe de l'index, au moment des
contractions, la sensation de surface lisse et satinée que
nous avons dit être particulière à la poche des eaux.

De toutes les erreurs auxquelles la bosse séro-sanguine
peut exposer, la dernière est, on le voit, la plus grave :
mais ces causes d'erreurs sont peu nombreuses.

4. La bosse séro-sanguine présente d'autres inconvénients qui peuvent embarrasser très-sérieusement l'accoucheur.

La partie qui se présente peut se tuméfier au point de

(1) Depaul, loc. cit., p. 368.

changer, pour ainsi dire, de forme; et de devenir mécon
naissable, et si on n'a pu ou si on a négligé de faire son
diagnostic avant la rupture de la poche des eaux, il es
quelquefois impossible ou du moins très-difficile de re
connaître par le toucher seul non-seulement la position
mais même la présentation. De là de graves erreurs que
beaucoup d'habitude et d'attention peuvent seules permettre d'éviter.

Nous croyons utile de passer en revue les principales
présentations, de montrer les erreurs auxquelles la bosse
séro-sanguine a donné lieu pour chacune d'elles et de signaler les moyens de les éviter. Nous avons réuni les meil-
leurs documents que nous ayons pu trouver sur ces différents points.

La bosse séro-sanguine, parfois très-volumineuse, qui se
forme sur le sommet, a une consistance telle qu'au premier abord on serait tenté de croire à une présentation des
fesses; l'erreur ne peut être de longue durée, si on se livre
à un examen sérieux. Il suffit de dépasser la tumeur avec
le doigt et on « arrivera sur une partie de la tête que sa
résistance osseuse suffira pour caractériser, on reconnaître alors la présentation du sommet (1). » Le plus grave
inconvénient de la tuméfaction du cuir chevelu, est de
masquer les sutures et les fontanelles, et d'empêcher de
reconnaître la position. Elle se laisse généralement déprimer assez, dans l'intervalle des contractions, pour qu'on
atteigne la surface osseuse, mais son épaisseur peut rendre difficile l'étude de la direction des sutures et de la position des fontanelles, surtout de la postérieure, qu'elle
recouvre souvent.

Cependant, en déprimant les téguments d'une façon con-

(1) Chailly-Honoré. Traité pratique de l'art des accouchements,
1867, p. 355.

tinue, on parvient d'ordinaire à suivre ces sutures avec le doigt. Si on ne pouvait y réussir, et si on ne trouvait pas au pourtour de la tumeur les indications nécessaires pour faire le diagnostic, il faudrait chercher une oreille, et surtout le bord postérieur de l'hélix qui indiquerait la position de l'occiput.

« Les caractères qui distinguent la face sont faciles à saisir quand cette partie est dans son état naturel ; mais il s'en faut bien qu'il en soit de même quand elle est tuméfiée (1). » « Alors, en effet, le nez disparaît entre deux tumeurs arrondies et volumineuses formées par les joues ; les commissures des lèvres se rapprochent ; en outre, celles-ci se froncent et se renversent ; la fente transversale qui représente la bouche devient allongée dans le sens du sillon placé entre les deux tumeurs précédentes. Ainsi les joues simulent les deux reliefs formés par les fesses ; le nez peut être pris pour le clitoris ; la fente buccale, dans laquelle le doigt s'introduit aisément, est prise pour l'ouverture anale ; enfin la tuméfaction des paupières représente les parties génitales d'un enfant féminin (2). »

« Telle a été, suivant Mme Lachapelle, la cause du risible événement arrivé à un ancien professeur de l'Ecole de médecine : il assurait aux élèves présents à un accouchement dont il suivait la marche, avoir reconnu la face et avoir même mis le doigt dans la bouche du fœtus ; tandis que ce doigt indicateur, enduit de méconium et qu'il étendait en gesticulant vers les élèves, semblait lui donner un démenti formel (3). »

(1) Désormeaux, loc. cit., p. 387.
(2) Maunoury et Salomon. Manuel de l'art des accouchements, 1861, p. 203.
(3) Mme Lachapelle, loc. cit., t. I, 1821, p. 584.

Martellière.   4

« Mais on devra se rappeler que l'anus forme une ouverture contractile et résistante ; qu'il s'en écoule du méconium ; que le doigt introduit dans cette ouverture est
toujours teint d'une certaine quantité de cette substance ;
que la bouche est au contraire large et béante ; qu'elle est
limitée par les rebords alvéolaires ; enfin qu'on peut toujours y reconnaître la langue. Les faits de succion opérés
par la bouche de l'enfant sur le doigt indicateur de l'accoucheur sont trop rares pour que ce signe puisse servir
encore à éclairer le diagnostic des cas douteux (1). » Il faut
ajouter, avec Dugès, que pour reconnaître la présentation
et la position, « la direction des narines et la sous-cloison
du nez est le meilleur jalon qu'on puisse avoir (2) ; » dès
qu'on l'aura trouvé, l'hésitation n'est plus permise.

« Il n'est pas toujours plus facile, dit Baudelocque, de
reconnaître la position des fesses que de juger si ce sont
elles qui se présentent. Elles peuvent être tuméfiées de
manière que tout ce qui pourrait les faire reconnaître est
à peine apparent. Des accoucheurs, quoique très-instruits,
les ont prises, dans ce dernier cas, tantôt pour une partie,
tantôt pour une autre, même pour la tête de l'enfant, dont
ils croyaient les téguments engorgés et gonflés. Un des
plus célèbres d'entre eux, pensant que la tête était enclavée, termina l'accouchement, en pareille occasion, avec le
forceps ; et cette erreur lui parut favorable aux progrès de
l'art, en lui faisant connaître, dans l'instrument dont il
s'agit, un nouveau moyen d'extraire l'enfant présentant
le siége : mais nous estimons qu'il s'en faut de beaucoup
que ce moyen soit aussi recommandable qu'on l'a cru, et
que bien des accoucheurs le pensent encore aujour-
d'hui (3). » Comme dans les présentations de la face, avec

(1) Maunoury et Salmon, loc. cit., p. 204.
(2) Dugès. Manuel d'obstétrique, 1840, p. 114.
(3) Baudelocque, loc. cit., t. I, p. 548.

lesquelles on les confond souvent, il faut chercher des points de repère pour reconnaître ces présentations du siége. Nous avons cité plus haut les principales ressemblances qui existaient entre ces deux régions, lorsqu'elles sont tuméfiées, et la plupart des différences qui permettaient de les distinguer. C'est surtout en explorant avec soin le sillon qui se trouve au delà de la fesse tuméfiée qu'on rencontrera les caractères les plus importants de la région. On sent près de l'orifice anal, dans lequel le doigt peut pénétrer et d'où il ramène du méconium, une petite pointe mobile : c'est le coccyx, dont la situation par rapport à l'anus indique les rapports du sacrum avec le bassin.

Lorsqu'on a fait le diagnostic de la présentation du siége, il n'est pas rare qu'on demande à l'accoucheur si l'enfant qui se présente est une fille ou un garçon. « Il faut éviter néanmoins, dit Dugès, de prononcer d'avance sur le sexe de l'enfant : l'erreur est trop facile, on en a de nombreux exemples. Les plis du scrotum relevés vers l'abdomen peuvent simuler la vulve, et les lèvres tuméfiées de celle-ci peuvent simuler le scrotum (1). »

Dans la présentation de l'épaule, « la tuméfaction de la partie que présente le fœtus la déforme souvent à tel point qu'on a peine à la reconnaître, même quand le doigt l'atteint aisément. Ordinairement, d'ailleurs, l'utérus est en pareil cas fortement contracté; il presse les membranes du fœtus les unes sur les autres ; il augmente la déformation, et quelquefois altère l'attitude de manière à accroître encore les difficultés du diagnostic (2). » Il faut alors déprimer les parties molles qui se présentent et rechercher les surfaces osseuses si caractéristiques de la région, l'o-

---

(1) Dugès, loc. cit., p. 109.
(2) Mme Lachapelle, loc., cit. t. II, 1825, p. 235.

moplate avec ses apophyses, la clavicule et surtout le gril costal. Si on'ne peut sentir l'acromion, on fera le diagnostic de la position en défléchissant le bras et en le tirant au dehors : l'examen de la main indique l'épaule qui se présente, et on peut déterminer la situation de l'acromion par celle de la cavité axillaire.

Quelquefois, lorsqu'elle siége sur la tête, « la bosse séro-sanguine a pu tromper sur la situation véritable qu'occupait cette région dans le canal pelvien.

« Lorsque la tête est retenue au détroit supérieur par une cause quelconque et pendant longtemps après la rupture des membranes, il se forme sur la région céphalique, en rapport avec le vide de l'excavation, une tumeur œdémateuse qui peut s'accroître progressivement et faire supposer que la tête descend, lorsqu'au contraire elle est immobile et à peine engagée (1). »

On évitera l'erreur, en ayant « l'attention de prendre pour point de ralliement une portion osseuse de cette région (2). »

VIII. — DIAGNOSTIC RÉTROSPECTIF.

Nous avons indiqué le siége qu'occupait le plus souvent la bosse séro-anguine dans les diverses présentations et positions, et nous avons vu qu'elle était placée surtout sur un des côtés de la partie qui se présente. Beaucoup d'auteurs ont insisté sur le parti qu'on pouvait tirer de cette connaissance. « C'est en même temps, dit M. Stoltz, un moyen de reconnaitre la présentation et la position que le fœtus occupait, même quand on est arrivé près de la

(1) Joulin, loc. cit. p. 553.
(2) Cazeaux. Traité théorique et pratique de l'art des accouchements, 9ᵉ édit., 1874, p. 687.

femme quelque temps après l'accouchement; car l'effet du vide persiste pendant vingt-quatre à quarante-huit heures, suivant que la tuméfaction a été plus ou moins intense. C'est encore un moyen de rectifier le diagnostic qu'on avait porté sur la position pendant le travail (1). »

Ce moyen de diagnostic rétrospectif serait, en effet, excellent si, pendant toute la durée de son expulsion, le fœtus restait toujours dirigé latéralement par rapport à la mère. Il en est ainsi pendant les deux premiers temps du mécanisme de l'accouchement; si, à partir de ce moment, l'accouchement s'achève avec une rapidité inaccoutumée, l'enfant présente en naissant la tuméfaction disposée comme nous l'avons dit. Mais, quand le troisième temps, c'est-à-dire la rotation, s'est effectué, la partie qui répond à l'arcade pubienne n'est plus la même : le grand diamètre de la partie qui se présente, qui était en rapport avec un des diamètres obliques du bassin, devient antéro-postérieur et c'est l'une de ses extrémités qui se trouve dirigée en avant. Si alors le 4° temps se prolonge, si la vulve tarde à se dilater, la bosse séro-sanguine s'étend vers la partie qui n'est pas soutenue, et après l'accouchement on la trouvera exactement sur la ligne médiane.

Dans les positions antérieures, le changement apporté par la rotation dans la situation de la bosse séro-sanguine est généralement peu sensible, et quoique son centre réponde souvent à la partie moyenne de l'occiput on peut presque toujours observer qu'elle est plus marquée d'un côté que de l'autre.

Mais dans les positions postérieures, lorsque la rotation a eu lieu, la partie qui répond à l'aire de la vulve n'est plus la même que celle qui regardait primitivement l'ar-

(1) Stoltz, loc. cit., p. 249.

cade pubienne. A la tête, par exemple, dans les positions occipito-postérieures, la partie fœtale qui répondait à la partie distendue du canal pelvien était surtout la moitié antérieure d'un pariétal ; après le troisième temps, c'est l'occiput qui se trouve en avant. Il pourrait alors exister deux bosses séro-sanguines, une située sur un des pariétaux, l'autre au milieu de l'occiput, et toutes deux assez éloignées l'une de l'autre pour ne pouvoir se confondre si la première, comprimée fortement par les parties maternelles sur lesquelles elle repose dès lors, ne disparaissait partiellement. Les liquides se déplacent peu à peu pour se porter vers la région où il n'existe pas de compression, et au moment de la naissance, on peut ne constater sur le point qu'occupait la première tuméfaction qu'une tache rouge plus ou moins apparente. Si la présence d'une bosse séro-sanguine volumineuse ralentit la rotation ordinairement rapide de la tête, le déplacement des liquides infiltrés se fait lentement, progressivement, la bosse chemine, pour ainsi dire, vers l'occiput. Elle peut rester plus marquée d'un côté de l'occiput que de l'autre, mais il sera très-difficile de décider si la position était primitivement antérieure ou postérieure.

Le diagnostic sera encore plus difficile à établir avec certitude lorsque la présentation sera anormale. On pourra, par exemple, confondre une position occipito-postérieure dont la rotation s'est faite en arrière avec une inclinaison antérieure du sommet, puisque, dans les deux cas, la bosse séro-sanguine se trouvera sur les bosses frontales.

Mais la situation de la bosse séro-sanguine sur la partie fœtale n'est pas seulement liée à la direction que présente le grand diamètre de cette partie pendant le mécanisme de l'accouchement : elle dépend encore de la région où elle s'est développée. Elle indique toujours quelle était la par-

tie qui n'était point soutenue par les parties maternelles.
Si elle se forme au niveau de l'orifice utérin, sa situation
est déterminée par la place qu'occupe cet orifice, « et comme
la situation du col de l'utérus est variable, et que, topographiquement, elle n'indique rien de précis, de même la situation de la bosse séro-sanguine n'indiquera rien de précis topographiquement parlant (1). » Lorsque, par exemple, la tête est retenue au niveau du col utérin en position
latérale droite, la bosse séro-sanguine sera située sur la
ligne médiane, sur le pariétal droit ou sur le pariétal gauche, suivant que l'orifice regardera en bas, en arrière ou
en avant. La seule bosse séro-sanguine qui soit presque
constamment située sur le côté du plan médian du fœtus
qui regarde en avant, est celle qui se développe au niveau
du détroit inférieur.

On le voit, si la bosse séro-sanguine peut, après la naissance, aider au diagnostic rétrospectif de la position qu'occupait le fœtus au début du travail, ce signe est loin d'a-
voir une valeur absolue. Dans bien des circonstances on
ne pourra faire, d'une façon précise, que le diagnostic de la
présentation. Encore faut-il signaler les cas, analogues à
celui que Schrœder a publié, où le fœtus portait deux
bosses séro-sanguines, une sur le sommet et l'autre sur le
siége.

IX. — De la bosse séro-sanguine considérée comme
signe de vie ou de mort du fœtus.

Les anciens accoucheurs, qui ne connaissaient pas les
précieuses ressources que nous fournit l'auscultation,
avaient cherché des signes pour reconnaître, pendant le

(1) M. Duncan, loc. cit., p. 187.

ravail, si l'enfant était vivant ou mort. Ils avaient admis que le meilleur de tous était celui qu'ils tiraient de l'examen de la bosse séro-sanguine.

C'est Levret qui, le premier, indiqua la valeur qu'il accordait à ce signe et développa toutes les conséquences qu'on en peut tirer. « On sçait, dit-il (1), que cette tumeur n'est formée que par l'obstacle que trouve à son retour le sang des parties extérieures de la tête de l'enfant, qui sont alors ceintes et serrées par le contour osseux de l'ouverture du bassin de la mère : en sorte que, si cette compression se trouve exacte, surtout si elle dure depuis longtemps, et qu'il ne se soit point formé de tumeur à la tête, il est certain que l'enfant était mort avant ou très-peu de temps après l'enclavement de sa tête.... Je dis plus, car comme la tumeur est, sans contredit, un signe de vie, et que son progrès ou son augmentation est une preuve décisive qu'il continue de vivre malgré la gêne où sa tête se trouve alors ; de même si la tumeur cesse d'augmenter sans que la tête de l'enfant soit déclavée, ce sera un signe assuré de sa mort, surtout si cette même tumeur s'amollit. Ainsi non-seulement l'absence de la tumeur sur la tête enclavée d'un enfant prouve qu'il était mort avant, ou très-peu de temps après l'enclavement, mais sa dissipation, ou pour mieux dire sa diminution dans le temps que la tête reste enclavée, doit encore faire porter le même prognostic ; enfin le volume de la tumeur et le temps qu'elle a mis à faire son progrès fixent l'espace ou la durée de la vie de l'enfant pendant l'enclavement de sa tête. »

Baudelocque s'éleva contre des assertions si formelles : « L'absence de cette tumeur ne caractérise pas toujours d'une manière certaine l'état de mort, comme quelques-

(1) Levret. Observations sur les causes et les accidents de plusieurs accouchements laborieux, 1770 p. 182 et suiv.

uns l'ont cru et publié ; non plus que la flaccidité qui suc-
cède à l'élasticité dont elle a joui d'abord, quand elle a lieu,
quoique la tête reste enclavée.... Si l'on se décidait, d'après
cela seul, à mutiler l'enfant, ou bien à lui ouvrir le crâne,
on aurait quelquefois à se reprocher d'en avoir sacrifié de
vivants (1). »

« On ne peut pas, dit plus tard Gardien, regarder l'absence de cette tumeur comme un signe certain de la mort
de l'enfant ; car les contractions de la matrice peuvent
n'être pas assez fortes pour appliquer le corps de l'enfant
contre le rebord du bassin ; cette tumeur peut aussi cesser
d'augmenter, sans que l'enfant ait perdu la vie, comme le
prétend Levret ; pour cela, il suffit que les douleurs se ralentissent (2). »

Malgré ces restrictions, un grand nombre d'accoucheurs
acceptèrent les conclusions de Levret, et ce n'est pas sans
étonnement que nous voyons des auteurs modernes admettre, sans aucune réserve, la valeur de ce signe. Cependant, il n'est pas rare de constater, d'une part, l'absence de
la bosse séro-sanguine chez des enfants parfaitement vivants, et, d'autre part, sa présence chez des enfants morts.
Smellie (3), Mme Lachapelle (4) et Levret (5) lui-même ont
publié des observations où ils ont signalé la formation de
la bosse séro-sanguine sur des enfants morts récemment.
Cette hypothèse était d'ailleurs la conséquence forcée de

(1) Baudelocque, loc. cit., t. II, p. 227.

(2) Gardien. Traité complet des accouchements, 1824, 4 vol.,
t. III, p. 5.

(3) Smellie. Traité de la théorie et pratique des accouchements, traduction française, 4 vol. t. II, 1777. Obs. I, p. 318;
t. III. Obs. p. 6, et Obs. p. 20.

(4) Mme Lachapelle, loc. cit., t. I. Diagnostic des positions du
vertex. Obs. n° XLIX, p. 259 et suiv. Obs. LXXXIV, p. 362.

(5) Levret, loc. cit. Obs., p. 105 et suiv.

la théorie de Mauriceau sur le mode de formation de la bosse séro-sanguine. Partant de cette idée que la bosse séro-sanguine est le résultat de la ligature qu'exercent les parties génitales sur la partie qui se présente et de la stase veineuse consécutive, on était naturellement amené à conclure qu'elle est absolument incompatible avec l'absence ou la cessation des propriétés vitales « car, pour qu'il y ait gêne de la circulation, il faut avant tout qu'il y ait circulation (1).»

Ce que nous avons dit du véritable mécanisme par lequel se développe la bosse séro-sanguine permet de comprendre qu'elle peut se former sur l'enfant mort récemment comme sur l'enfant vivant. « Cette tumeur, dit Baudelocque (2), ne peut avoir lieu lorsque la mort de l'enfant a précédé d'un seul instant l'époque du travail de l'accouchement, même l'ouverture de la poche des eaux. » On avouera qu'il ne peut se faire, en aussi peu de temps, dans l'organisme fœtal, des modifications si profondes que les liquides de l'économie ne puissent se laisser refouler dans le tissu cellulaire. Il y aura nécessairement infiltration séro-sanguine dans le point qui est exempt de compression, et ses caractères seront exactement les mêmes que sur l'enfant vivant.

La circulation favorise, il est vrai, l'afflux du sang dans la partie exposée au vide du bassin ; mais cette condition vitale n'est pas indispensable et les liquides contenus dans le fœtus sont toujours soumis aux lois de la compression. Cependant la tuméfaction peut être plus lente à se produire, en raison des obstacles plus nombreux que les tissus opposent au déplacement de ces liquides. Nous devons en outre admettre, lorsque le fœtus a succombé quelque

(1) Hubert, loc. cit., p. 680.
(2) Baudelocque, loc. cit.; t. II, p. 226.

temps avant l'accouchement et que la coagulation de la fibrine emprisonne les globules sanguins, que l'infiltration peut être constituée uniquement par de la sérosité dont la coloration varie avec le degré d'altération des globules du sang.

Quand le fœtus succombe à un moment du travail postérieur à la formation de la bosse séro-sanguine, les liquides infiltrés supportent toujours la même pression et, dans ce cas, « la sensation que fournit le toucher quand le travail se prolonge ne présente rien de particulier (1) ».

Il est donc impossible d'attacher aucune importance à ce prétendu signe de vie ou de mort de l'enfant, non-seulement au point de vue obstétrical, mais aussi au point de vue médico-légal. De ce qu'un enfant mort ne présente pas de trace de bosse séro-sanguine, il ne s'ensuit pas nécessairement qu'il avait cessé de vivre avant le début du travail.

X. — Pronostic.

La bosse séro-sanguine ne présente généralement aucune gravité. Quelques heures seulement après la naissance elle commence à perdre de sa consistance, devient plus molle, plus pâteuse et s'aplatit. Les liquides infiltrés rentrent dans la circulation, et dès le lendemain, vingt-quatre ou trente-six heures au plus après l'accouchement, suivant son volume, il ne reste plus de traces de la tuméfaction. Quant à la coloration de la peau, « elle suit la même marche que les ecchymoses et s'efface un peu plus tardivement (2). »

M. Hubert dit (3) qu'« on a quelquefois vu le caput succedaneum devenir le point de départ d'une inflamma-

(1) Joulin, loc. cit., p. 664.
(2) Joulin, loc. cit., p. 988.
(3) Hubert, loc. cit., p. 681.

tion érysipélateuse et même phlegmoneuse. » Mais il
ajoute : « Cette terminaison est heureusement très-rare,
et je ne l'ai jamais observée, malgré la fréquence de l'œ-
dème séro-sanguin, chez les enfants naissants. »

Nous considérons de même comme très-rare la gangrène
de la peau du scrotum, signalée par Mme Lachapelle et
M. le professeur Pajot, d'après Denmann.

Si le pronostic de la bosse séro-sanguine est d'ordinaire
avorable, elle présente cependant quelques inconvénients
qu'il faut signaler.

La région sur laquelle se trouve la tuméfaction est souvent déformée au point de devenir méconnaissable. Les
enfants qui naissent par la face surtout deviennent le
plus souvent hideux; «ils ont à peine figure humaine (1).»

« Il me souvient à ce sujet, dit Mauriceau (2), d'avoir accouché, il y a trente et un an, une femme dont l'enfant, qui s'é-
toit présenté la face devant, vint au monde si livide et si con-
trefait (comme c'est toujours l'ordinaire en telles occasions),
que son visage en paroissoit tout semblable à celui d'un
Éthiopien, nonobstant quoi je ne laissai pas que de l'ame-
ner vivant. Aussitôt que la mère s'en fut apperçue, elle me
dit qu'elle s'étoit toujours bien doutée que son enfant se-
roit ainsi hideux, à cause qu'au commencement de sa grossesse elle avoit regardé fixement, et avec grande attention, un
Maure, ou Éthiopien, d'entre ceux dont Monsieur de *Guise*
avoit toujours grand nombre à sa suite; pour lequel sujet
elle souhoitoit, ou du moins ne se soucioit aucunement
qu'il mourût, afin de ne pas voir un enfant si défiguré qu'il
paroissoit pour lors. »

« Cet aspect des enfants nouveau-nés dans l'accouche-

(1) Moreau, loc. cit., p. 92.
(2) Mauriceau. Traité des maladies des femmes grosses et de
celles qui sont accouchées, 1740, p. 300 et 301.

ment par la face, quand le travail est pénible, a fait, dit M. le professeur Pajot (1), recommander aux accoucheurs de ne point présenter l'enfant à sa mère sans la prévenir. Chez une jeune femme impressionnable, la vue d'un pareil enfant pourrait, en effet, causer une émotion qu'il est toujours sage d'éviter chez une nouvelle accouchée. »

Quelle que soit la partie qui se présente, il est toujours facile de prévoir les modifications qu'apportera dans son aspect la formation de la bosse séro-sanguine, et on ne peut qu'approuver le conseil que donne Burton à ce sujet : « L'accoucheur fait bien d'en avertir les assistants, en prenant soin en même temps de calmer leur alarme : car par cette conduite il s'attire de plus en plus la confiance, et d'ailleurs, il prévient le reproche d'être la cause, par sa mauvaise manœuvre, d'un mal qu'il ne pouvait réellement pas empêcher, mais que l'on est souvent très-enclin à lui imputer (2). »

S'il faut en croire Hyernaux, il arrive quelquefois, dans les présentations de la face, que la langue « se durcit au point qu'il a vu des enfants ne pouvoir encore la rentrer plusieurs heures après leur naissance, et être gênés pour téter, ou ne pouvoir pas le faire pendant quelques jours (3). »

Un inconvénient plus sérieux de la bosse séro-sanguine résulte de la difficulté qu'elle apporte dans le diagnostic de la présentation et de la position du fœtus. Nous avons vu combien les erreurs pouvaient être fréquentes lorsqu'on n'a pas touché la femme dès le début du travail, avant que les caractères propres à chaque région soient déformés ou

(1) Pajot, loc. cit., p. 84.
(2) Burton Système nouveau et complet de l'art des accouchements, traduction française, t. II, p. 539.
(3) Hyernaux, loc. cit., p. 268.

masqués par la tuméfaction. Si on n'a pu faire le diagnostic avant la rupture des membranes, il faut donc pratiquer le toucher immédiatement après l'écoulement des
eaux, Et Næegele, après avoir donné ce conseil, ajoute (1) :
« Ce qui précède concerne également les sages-femmes ; il
faut absolument qu'elles ne se contentent pas de savoir
que c'est la tête qui se présente, et il est de la plus haute
importance d'exiger d'elles qu'elles touchent très-attentivement, dans tous les cas, immédiatement après la rupture
de la poche, pour tâcher de reconnaître la position du
crâne. Si une sage-femme néglige de le faire, et que le
médecin, survenant plus tard, juge qu'il est nécessaire
d'appliquer le forceps, il peut se trouver souvent dans
l'impossibilité de diagnostiquer la position, à cause de la
tuméfaction considérable du cuir chevelu. Il en résulte que
l'opération peut devenir incertaine et difficile, et, par conséquent, dangereuse pour la mère et pour l'enfant. »

Il faut encore noter, « parce que cela a de l'importance
dans la pratique, comme un des inconvénients de la bosse
sanguine, l'erreur qu'elle cause dans les rétrécissements,
en faisant croire à l'engagement d'une tête retenue, en
réalité, au-dessus du détroit (1). »

Nous terminerons en rappelant qu'on a quelquefois
perforé la bosse séro-sanguine, qu'on avait prise pour
la poche des eaux. « On frémit, dit Mme Boivin (2), en pensant à l'accident qui résulterait de cette funeste méprise,
ou bien si l'on allait déchirer ou perforer les parties génitales et tuméfiées d'un enfant mâle qui s'engage par les
fesses, que l'on aurait prises pour la tête, ou si l'on agis-
sait encore sur une tumeur formée par la tuméfaction du

(1) Næegele, loc. cit., p. 187.
(2) Pajot, loc. cit., p. 15.

crâne, combien aurait de reproches à se faire la personne qui se serait rendue coupable de cette négligente inattention. »

XI. — TRAITEMENT.

Pour le traitement de la bosse séro-sanguine, les anciens accoucheurs avaient une thérapeutique des plus variées. Il nous a paru intéressant de montrer comment ils la soignaient.

Guillemeau dit (1) : «Et pour le regard des meurtrisseures, si elles sont en quelques parties du corps, il faudra y faire quelque petite fomentation avec décoction de roses, et un peu de fleurs de camomille et de melilot ; puis y faire un liniment avec huyle rosat et d'hypericum meslez ensemble. Madamoiselle Maheu accoucha d'un enfant si meurtry, que l'on l'eust jugé pour estre mort, tant il estoit noir. Je le traictay avec les susdit remedes, et heureusement guerit. »

Pour A. Paré, « il faut faire ouverture avec la lancette, et éviter le muscle temporal, puis traicter la plaie côme il est requis (2). »

Mauriceau conseille « d'étuver le vin dans lequel on aura fait bouillir des roses de Provins et des fleurs de camomille et de melilot (3) », ou de faire des onctions avec « l'huile d'amandes douces tirée sans feu (4). »

Levret y appliquait « des compresses trempées dans du vin chaud, dans le baume du samaritain. (Il y ajoute le sel marin (5). »

(1) Guillemeau, lo cit.,p.c. 833.
(2) OEuvres d'Ambroise Paré, loc. cit., p. 934.
(3) Mauriceau, loc. cit., p. 486.
(4) Idem, p. 301.
(5) Levret. L'art des accouchements, 1766, p. 2 8.

Burton la faisait disparaître avec « du vin miellé, une décoction d'aigremoine ou de véronique (1). »

Smellie employait « un mélange d'huile de camomille, de vinaigre, d'esprit de vin camphré et du cérat, ou des cataplasmes (2). »

Antoine Petit dit (3) : « Le plus court, si la tumeur est considérable, est de tirer un peu de sang par le cordon ombilical ; on bassine ensuite la partie avec du vin chaud coupé avec la décoction de la racine de grande scrofulaire. Il est dangereux de faire des scarifications. »

Baudelocque se contentait de « l'étuver plusieurs fois avec du vin, de l'eau marinée, ou une infusion vulnéraire (4). »

Mme Boivin y faisait des lotions « avec du vin, de l'eau-de-vie, de l'eau végéto-minérale, de la décoction de plantes aromatiques, de l'eau salée (5). »

Nous trouvons enfin dans M. Hubert (6) : « Si pourtant la tumeur était très-volumineuse et sa résolution trop lente, on y appliquerait des compresses imbibées de quelque liqueur résolutive : infusion aromatique, teinture d'arnica, vin de Bordeaux, eau salée, eau aiguisée d'eau de rose, eau de Goulard ; au besoin : vin rouge, 500 grammes, et chlorhydrate d'ammoniaque 15 grammes. »

Il faut croire que toute cette médication n'était pas sans danger pour l'enfant, car Levret avait jugé à propos de dire (7) : « Il faut prendre garde que les compresses ne

(1) Burton, loc. cit., p. 310, n. 104.
(2) Smellie, loc. cit., p. 464.
(3) Ant. Petit, loc. cit., p. 284.
(4) Baudelocque, loc. cit.. t. I, p. 378.
(5) Hubert, loc. cit., p. 680.
(6) Mme Boivin. Mémorial de l'art des accouchements, 4e édit., 1836, p. 456.
(7) Levret, loc. cit., p. 238.

viennent à se refroidir assez pour enrhumer l'enfant; car
cette méthode deviendrait alors plus préjudiciable à l'économie animale qu'elle ne serait utile à la cure de la contusion, de l'equimose ou de l'engorgement. Aussi voit-on
périr beaucoup plus d'enfants nouveau-nés dans l'hiver
que dans l'été, surtout lorsqu'ils sont nés faibles ou avant
la fin de leur terme. »

Il ajoutait même : « Il serait donc très-souvent plus
avantageux d'abandonner toutes ces légères indispositions
aux soins de la nature, que de s'exposer, en cherchant à la
seconder, aux risques de troubler ses opérations (1). »

Aussi pensons-nous qu'on peut n'avoir recours, comme
e dit M. le professeur Pajot, qu'à des « moyens insigni-
fiants, employés le plus ordinairement pour satisfaire les
intéressés (2), » ou mieux encore ne rien faire, en pré-
venant franchement les familles que la disparition de la
bosse séro-sanguine surviendra spontanément.

(1) Levret, loc. cit, p. 238.
(2) Pajot, loc. cit., p. 14.

CONCLUSIONS.

1. La bosse séro-sanguine des nouveau-nés est constituée par une infiltration de sérosité et de sang entre les éléments anatomiques de tous les tissus superficiels et en particulier du tissu cellulaire sous-cutané.

2. Cette infiltration séro-sanguine est produite par le refoulement des liquides de l'organisme fœtal vers la région qui, seule, se trouve ne pas être soumise à la pression utérine.

3. Le refoulement des liquides a lieu sur tous les points du fœtus où la pression exercée par les forces expulsives est plus considérable que la contre-pression due aux parties maternelles et à la pression atmosphérique.

4. La bosse séro-sanguine ne peut se former que lorsque le col a subi un commencement de dilatation, que les membranes se sont rompues et que l'utérus se contracte. Quelquefois, cependant, elle apparaît avant la rupture des membranes, et sa formation est favorisée par leur extensibilité.

5. La bosse séro-sanguine peut se former dans toutes les régions du canal pelvi-génital où le fœtus rencontre un obstacle à son expulsion : au niveau de l'orifice utérin, quel que soit le lieu qu'il occupe, et surtout au niveau du détroit inférieur et de la vulve.

6. Le volume et la forme de la bosse séro-sanguine peuvent varier suivant l'époque à laquelle les membranes se sont rompues (formation au niveau de l'orifice utérin), et suivant le degré des résistances qui peuvent être opposées à l'accouchement en différents points du bassin (détroit supérieur, excavation, détroit inférieur) et au niveau de l'orifice vulvaire.

7. La bosse séro-sanguine ne se forme pas ou est à peine apparente lorsque l'accouchement se fait très-rapidement, soit à cause du petit volume du fœtus, soit à cause de l'absence de résistance des parties maternelles.

8. Sa situation sur le fœtus ne peut aider à faire ou à rectifier, *avec certitude*, après la naissance, le diagnostic de la présentation et de la position.

9. La bosse séro-sanguine ne présente aucune gravité par elle-même; mais elle peut, par sa présence, rendre très-difficile, pendant le travail de l'accouchement, non seulement le diagnostic de la position, mais même celui de la présentation.

10. Dans certains cas exceptionnels, la formation de la bosse séro-sanguine, alors que les membranes étaient intactes, a pu faire commettre une erreur de diagnostic en faisant croire à une présentation du siége, alors qu'il y avait une présentation du sommet et réciproquement.

11. La bosse séro-sanguine peut, probablement, se former sur l'enfant mort récemment, comme sur l'enfant vivant, et son absence sur un fœtus mort ne prouve pas qu'il avait cessé de vivre avant le début du travail.

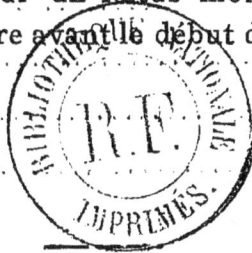

TABLE DES MATIÈRES.

De la bosse séro-sanguine........................... 5

I. Caractères et anatomie pathologique................... 5

II. Mécanisme.. 12

III. Conditions favorables à son développement.......... 16

IV. Formation de la bosse séro-sanguine avant la rupture de
la poche des eaux. — Extensibilité des membranes de
l'œuf... 24

V. Des diverses régions où elle se forme................ 36

VI. Siége sur le fœtus................................. 40

VII. Diagnostic....................................... 43

VIII. Diagnostic rétrospectif.......................... 52

IX De la bosse séro-sanguine considérée comme signe de vie
ou de mort du fœtus.............................. 55

X. Pronostic... 59

XI. Traitement....................................... 63

Conclusions.. 66

A. Parent, imprimeur de la Faculté de Médecine, rue Mr le Prince, 31.